Kunsttherapie für Kinder

Kunsttherapie für Kinder

100 Ideen zum Zeichnen und Malen

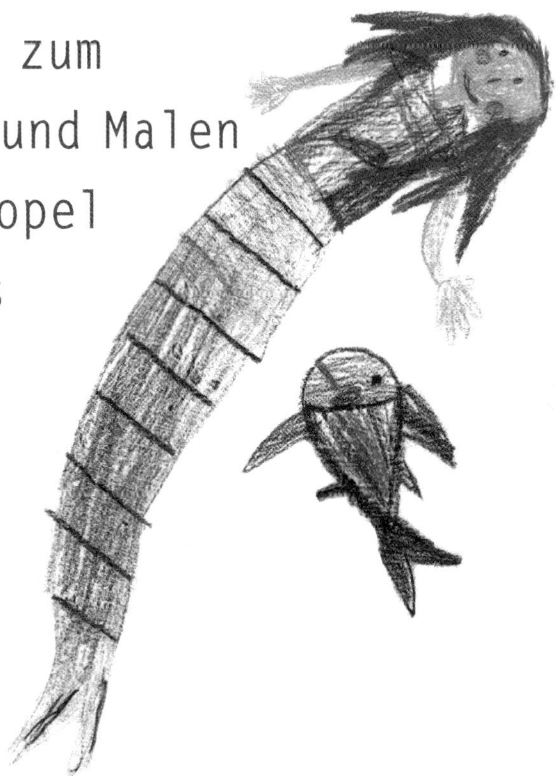

Klaus W. Vopel

iskopress

ISBN 978-3-89403-458-0
7. Auflage 2026

Internet: www.iskopress.de
Umschlaggestaltung:
Mathias Hütter, Schwäbisch Gmünd
Zeichnungen: Marlene und Lilly Hütter
Druck und Bindung:
Aalexx Druck Produktion, Grossburgwedel

Bibliografische Information der Deutschen Bibliothek
Die Deutsche Bibliothek verzeichnet diese Publikation in der Deutschen Nationalbibliografie; detaillierte bibliografische Daten sind im Internet über http://dnb.ddb.de abrufbar.

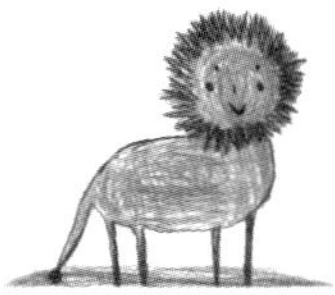

Inhalt

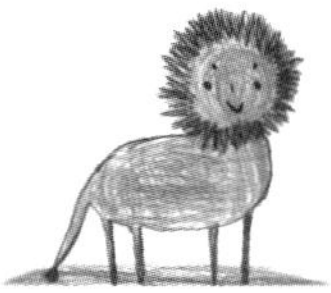

Einleitung

In den letzten Jahren ist immer deutlicher geworden, welche wichtige Rolle die Gefühle in unserem Leben spielen. Beinahe mehr noch als der Intelligenzquotient entscheidet unsere emotionale Kompetenz über Erfolg und Glück in allen Lebensbereichen und natürlich in allen Beziehungen.

Die Kulturrevolution in der zweiten Hälfte des 20. Jahrhunderts forderte die Befreiung der Gefühle und begründete dies psychologisch. Heute erkennen wir, dass wir Schwierigkeiten haben, die großen negativen Gefühle wie Ärger, Angst und Sorge zu zähmen. Der Westen wendete sich daher den Meditationsmethoden des Ostens zu, um zu lernen, wie wir uns von unseren negativen Gefühlen distanzieren können, bis sich der Sturm der Negativität gelegt hat.

Besondere Schwierigkeiten haben Kinder und Jugendliche, nicht im Strudel negativer Gefühle unterzugehen. Für Erwachsene ist es eine wichtige Aufgabe, den Kindern einen konstruktiven Umgang mit Gefühlen vorzuleben. Das gilt besonders für die starken negativen Gefühle. Vor ihnen haben auch die meisten Erwachsenen Angst. Sie fürchten die Unordnung, die von diesen Gefühlen ausgehen kann, ihre Unberechenbarkeit, ihre Unbezähmbarkeit. Genauso geht es Kindern. Sie geraten leicht in Panik, wenn sie starke negative Gefühle spüren.

Angesichts dieser Lage können wir ein Ziel definieren: Wir wollen nicht die Gefühle bekämpfen, sondern die Angst vor den Gefühlen. Wir müssen lernen, negative Gefühle zu akzeptieren. Denn viele Erwachsene und Kinder haben gar keine Wahl, denn starke Gefühle sind oft eine Frage des Temperaments. So ist es hilfreich, den Kindern zu erklären: Auch starke Gefühle gehen vorbei! Vielleicht sind wir ängstlich, zu Tode erschrocken, fuchsteufelswild oder todtraurig – doch Minuten, Stunden oder Tage später ebben die Gefühle ab und werden schwächer. Dies ist so in unserem Nervensystem angelegt. Die Gefühle steigen an wie eine Sturmflut, aber nach einer Weile kommt die Ebbe. Jeder Gefühlsausbruch kommt zur Ruhe. Und als zweite Einsicht müssen wir den Kindern erklären, dass die Gefühle schneller sind als unser Denken. Denn die Gefühlszentren unseres Gehirns sind viel älter als seine Intelligenzzentren. Zuerst reagiert die Amygdala, die «Angriff» oder «Flucht» verlangt. Dieses alte Programm rettete unseren Vorfahren oft das Leben.

Unsere schnelle emotionale Reaktion ist natürlich. Aber wir haben die Möglichkeit, diese starken Gefühle zu beeinflussen. Eine schöne Möglichkeit bietet dafür das «emotionale Thermometer». Wir können das Kind auffordern, seine emotionale Temperatur zu messen, z. B. auf einer Skala zwischen eins und zehn: «Wie hoch ist deine Temperatur jetzt?» Zehn Minuten später fragen wir erneut. Jetzt entdeckt das Kind selbst, dass die Temperatur geringer ist. Auch starke Gefühle sind also wandelbar. Und wir können dem Kind zeigen, wie es seine Gefühle modulieren kann. Langsames Ausatmen, ruhige Imaginationen, langsame Bewegung – all das kann zu einer Beruhigung der Gefühle beitragen.

Wenn ein Kind innerlich zur Ruhe gekommen ist, dann kann es das Gefühl inspizieren. Hinter den Gefühlen steht oft ein ungelöstes Problem. Gefühle haben eine Botschaft. Diese Botschaft muss verstanden werden. Darum fragt der Erwachsene zunächst:

- Was ist passiert?
- Was regt dich am meisten auf?
- Wann fing dein Aufregung an?
- Was hast du geschafft, was hast du dir gewünscht?
- Übertreibt dein Geist vor allem das Schlechte?
- Übertreibt dein Geist vor allem das Gute?
- Wünschst du dir etwas anderes?

Sobald Klarheit über das Problem gewonnen ist, können Optionen gefunden werden:

- Kannst du dir vorstellen, auf andere Weise an die Sache heranzugehen?
- Hast du andere Ideen, die helfen können?
- Was würde passieren, wenn es gar nicht klappen sollte?

Wenn frische Ideen auf dem Tisch liegen, können diese erforscht werden, durch Rollenspiel, durch ein Bild, durch eine Imagination. Außerdem kann der Erwachsene das Kind noch zu einer intuitiven Überprüfung auffordern:

- Das könnte klappen, aber könnte auch etwas anderes passieren?
- Willst du das ausprobieren?
- Was brauchst du dafür?
- Willst du das (mit mir) üben?
- Willst du das aufschreiben?

Wenn wir als Erwachsene den Kindern helfen wollen, ihre aufgewühlten Gefühle zu beruhigen, dann müssen wir uns dabei Zeit lassen. Zum

Glück können wir verschiedene Strategien benutzen, für uns selbst und für unsere Kinder.

Strategie 1: Achtsamkeit

Kinder mögen alle Gelegenheiten, bei denen sie sich entspannen können: bewusstes Atmen, Visualisierungen, Entspannungsübungen. Viele dieser Aktivitäten stammen aus der Meditation und sie helfen uns, einen Platz der Stille zu betreten, der auch dem Geist eine Atempause verschafft.

Warum ist Achtsamkeit so wichtig und so wirksam? Achtsamkeit hilft Kindern und Erwachsenen, eine Zufriedenheit, ein inneres Glück zu finden, das für sie zum Greifen nah ist. Niemand muss jahrelang warten, bis er dieses Glück erlebt. Wer bewusst einatmet, wer langsam ausatmet, der spürt das Wunder, lebendig zu sein. Darum ist Achtsamkeit eine Quelle für bedingungsloses Glück.

Viele Erwachsene, aber auch viele Kinder sind in Gedanken in der Zukunft oder in der Vergangenheit. Darum haben sie Angst, machen sich Sorgen, bedauern Verluste, kultivieren Ärger und Ressentiments. Sie vergessen, präsent zu sein und den Augenblick zu erleben. Achtsamkeit ist das Gegenteil innerer Abwesenheit. Wenn ich achtsam bin, dann wirken Geist und Körper zusammen. Dann bemerke ich meine eigenen Ressourcen und das Positive in meinem Leben.

Und das Schöne ist: Diese positiven Dinge gibt es ohne Anstrengung. Ich überlasse mich dem Leben. Wenn wir Achtsamkeit praktizieren, dann schweigen wir nach außen und nach innen. Wir hören auf, die Dinge zu beurteilen, zu analysieren oder zu kalkulieren. Stattdessen erleben wir die Wunder der Welt. Das verschafft uns Glück.

Eine andere Quelle für Glück ist unsere Konzentration. Wenn wir unsere Aufmerksamkeit auf einen Baum richten, auf eine Wolke, auf das Gesicht eines Freundes, dann bekommen wir Einsichten und ein tieferes Verständnis. Alles kann Gegenstand unserer Achtsamkeit sein. Sie wirkt wie ein Brennglas, das uns mehr zeigt, als wir üblicherweise sehen. Und natürlich gibt es noch einen wichtigen Effekt. Viele negative Gefühle lösen sich auf, insbesondere jene Irritationen, die dadurch entstehen, dass wir nicht loslassen mögen, weder die Vergangenheit noch die Zukunft.

Strategie 2: Kunsttherapeutische Methoden

Kunsttherapeutische Methoden arbeiten mit Bildern und Visualisierungen. Insofern bedienen sie sich ähnlicher geistiger Kräfte wie die Meditation. Auch sie sind in der Gegenwart verankert, weil Bilder, Collagen, Skizzen oder Objekte nur in der Gegenwart entstehen können.

Langsames Malen hat eine beruhigende, konzentrative Wirkung. Die Telefonbilder oder Konferenzskizzen der Erwachsenen sind ein Beweis für die therapeutische Kraft der bildlichen Darstellung. Langeweile, Ärger, Empörung, Sehnsucht – alles wird abgemildert durch die zufällig entstehenden, kleinen Bildchen.

Hinzu kommt, dass Malen starke sinnliche Erlebnisse schafft. Die Berührung von Stift und Farbe, die Bewegung über das Papier, die Betrachtung der Farben und Muster – all das hilft dem Kind, sich zu verankern, ein Gefühl für das Selbst zu entwickeln und seine Gefühle auszudrücken.

Es scheint so zu sein, dass ein ganz neues Verständnis aus der bildgebenden Bewegung der Hand entsteht. (Für besonders unruhige Kinder sind Fingerfarben und Ton ideale Medien.) Folgende Vorgehensweisen haben sich bewährt:

Themengebundene Form

Das Kind zeichnet/malt etwas von dem, was es in der vorangehenden Imagination erlebt hat. Das Kind trifft die Auswahl, es entscheidet über die Farben und den Darstellungsstil.

Freie Form

Das Kind wählt eine oder mehrere Farben aus und malt ein Kritzelbild, das zeigt, wie es sich gerade fühlt.

Körperlandkarten

Das Kind lässt die Umrisse seines Körpers auf einen großen Bogen Packpapier zeichnen. Dann koloriert es die einzelnen Körperteile, um anzudeuten, wo es im Alltag spezielle Gefühle spürt. Jedes Gefühl bekommt eine Farbe, z. B.:

- Ärger: Rot
- Angst: Orange
- Taubheit: Schwarz
- Traurigkeit: Blau
- Verspannung: Braun
- Glück: Pünktchen in Pink

Storyboard

Das Kind malt (wie im Filmskript) ein Bild, das zeigt, was geschehen ist. Hier können auch Helfer einbezogen werden – Schutzengel, Geister, Totemtiere etc. Bewährt ist diese Methode auch bei der Auflösung traumatischer Erlebnisse.

Ängste und Sorgen und deren Auflösung

Hier malt das Kind zwei Bilder:

- Dinge, die das Herz schwer machen,
- Dinge, die Hoffnung und Glück bringen können.

Ressourcen

Ressourcenbilder helfen, die Widerstandskraft und die Lebenslust zu stärken. Dazu können z. B. gehören:

- Helfer in Familie und unter Freunden,
- Tiere,
- Tätigkeiten,
- eigene Charakterstärken,
- Dinge, für die ich dankbar bin,
- die Lebenskraft des eigenen Körpers,
- transzendente Mächte etc.

Schutz- und Trutzbilder

Einen Zufluchtsort zu haben und sich in Sicherheit zu bringen – das ist ein Mittel gegen Hilflosigkeit. Folgende Themen bieten sich dafür an:

- ein sicherer Platz, nur für mich,
- eine Rettung,
- ein zuverlässiger Helfer,
- eine gelungene Flucht,
- ein rettender Einfall etc.

Bilder der Stärke

Folgende Themen sind bewährt:

- Was gibt mir Kraft?
- Was gibt mir physische Stärke?
- Was gibt mir mentale Stärke?
- Kraft durch Liebe und Vergebung,
- Kraft durch Glück.

Gefühlsbilder

Hier werden wichtige Gefühle untersucht:

- Welches Tier wäre das Gefühl?

- Welche Farbe hätte es?
- Wie groß ist das Gefühl?
- Welche Worte sagt das Gefühl?

Zum Schluss eine persönliche Empfehlung. Wie kann ich ein achtsamer Erwachsener sein, als Lehrer, als Therapeut, als Vater oder Mutter? Ich beginne mit zwei anspruchsvollen Empfehlungen:

1. Stell dir die Welt vor, wie sie in den Augen eines Kindes erscheint. Lass dein eigenes Bild der Welt einen Augenblick lang verschwinden. Mach das jeden Tag mindestens ein Mal, damit du weißt, wer dies Kind ist.
2. Betrachte jedes Kind als vollkommen, so wie es ist. Versuche das Kind so zu akzeptieren, wie es ist, auch wenn das am schwersten für dich ist. Mach das ebenfalls ein Mal täglich.

Die Techniken, die ich im Folgenden vorschlage, sind im Vergleich dazu einfach. Gleichwohl sind sie unglaublich wirksam! Ihre Aufgabe ist es, dich fit zu machen, deine Fähigkeit zur Konzentration zu stärken und dein Talent zum Glück zu wecken:

- Unterbrich deine Aktivität von Zeit zu Zeit für eine Pause der Achtsamkeit, indem du drei Mal langsam ausatmest.
- Stell dir jeden Tag mindestens drei Mal die Frage: «Ist das wirklich wahr?» Mit dieser Frage kannst du deine Annahmen, Glaubenssätze, Theorien über dich und die Welt in Frage stellen, ehe du in die Fallgruben der Vorurteile fällst.
- Wenn du am Tag irgendwohin gehst, dann schenk dir ein paar Minuten achtsamen Gehens. Bemerke bei jedem Schritt dein Gewicht und stell dir vor, dass du die Erde mit deiner Berührung liebevoll begrüßt.
- Beende jeden Tag mit einem Gedanken der Dankbarkeit für etwas, das dir heute geschenkt wurde, indem du im Stillen diese Worte sprichst:
  Lass mich frei sein von Sorgen.
  Lass mich frei sein von Schmerzen.
  Lass mich frei sein von Angst.
  Lass mich frei sein von Ärger.
  Möge ich Platz machen für Liebe und Hilfsbereitschaft.

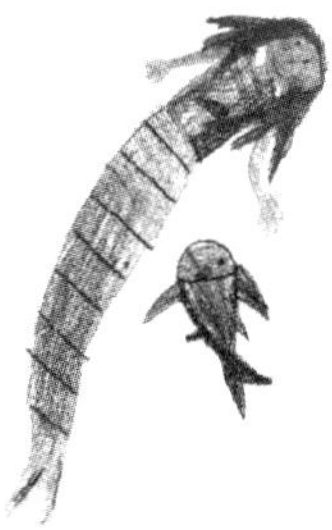

KAPITEL 1
WER BIN ICH?

Wenn wir die Frage stellen: «Wer bin ich?», dann stellen wir uns in die große europäische Tradition, die den Wert des Einzelnen mit all seinen Rechten und Pflichten, mit seinen Ansprüchen und Wünschen besonders betont. Diese Betrachtungsweise berücksichtigt vor allem unser Denken.

In anderen Kulturen wird eher die Zugehörigkeit des Einzelnen zu einer Gruppe betont und die Sphäre der Gefühle hat eine größere Bedeutung.

Eine moderne Pädagogik muss versuchen, das Beste aus beiden Modellen zu kombinieren. Hier geht es uns darum, die soziale Intelligenz der Kinder zu fördern, insbesondere jene Charakterstärken, die einen respektvollen und hilfsbereiten Umgang miteinander ermöglichen.

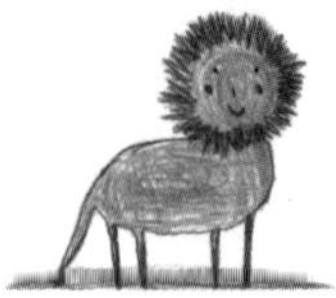

Mein Name

Unser Name ist ein Geschenk unserer Eltern. Oft legen sie ihre Hoffnung an das Kind in diesen Namen hinein. Später sind die Kinder nicht immer glücklich mit ihren Namen. Sie spüren, wenn etwas nicht recht zu ihnen passt. Darum müssen die meisten Heranwachsenden versuchen, sich ihren Namen anzueignen. Diese Aktivität kann einen kleinen Beitrag dazu leisten.

Anleitung

Die Kinder bekommen einen großen Bogen Papier (DIN A3 oder größer). Mit verschiedenfarbigen Ölkreiden schreiben die Kinder nun ihren Namen auf den Bogen:

- Dabei benutzen sie verschiedene Farben,
- sie variieren die Größe der Schrift,
- sie machen die Schrift hoch und steil,
- sie ziehen die Schrift weit auseinander.
- Außerdem schreiben sie abwechselnd mit der dominanten und der nicht dominanten Hand.

Zum Abschluss wird ein Flip-Chart-Bogen an die Tafel gehängt oder in die Mitte gelegt und nacheinander schreibt jeder seinen Namen darauf. Die Namen sollen dabei unregelmäßig auf dieser Landkarte der Gruppe verteilt werden.

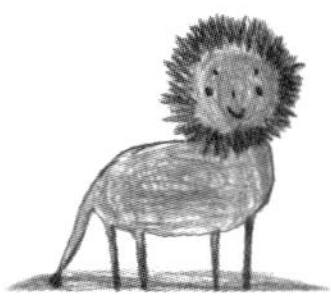

Steckbrief

Hier haben die Kinder wieder Gelegenheit, sich aus dem Blickwinkel eines Fremden zu betrachten. Das ist eine anspruchsvolle Aufgabe. Wir verwenden dabei die Metapher des Steckbriefs.

Anleitung

Jedes Kind entwirft auf einem DIN-A4-Blatt einen «Steckbrief» von sich selbst. Dieser Steckbrief soll folgende Komponenten haben:

- Als Überschrift: Gesucht wird... (Name),
- ein Bild (gezeichnetes Selbstporträt) der gesuchten Person (Format ca. 10x13 cm),
- Beschreibung (besondere Merkmale, Vorlieben, Eigenschaften, Verhaltensweisen) der gesuchten Person),
- Fingerabdruck, um die Suche wissenschaftlich abzusichern.

Sammeln Sie die Steckbriefe ein und lesen Sie den Text vor, ohne den Namen zu nennen und zeigen Sie das Bild. Die Gruppe soll raten, wer gesucht wird.

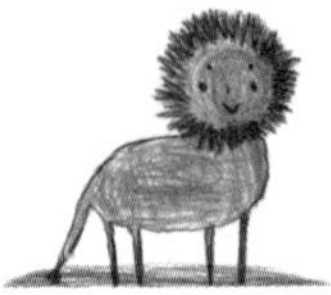

Von A bis Z

Wenn wir wissen wollen, wer wir sind, dann ist nach wie vor die Projektion ein interessantes Mittel der Erkenntnis. In dieser Übung wählen wir Buchstaben für das Spiel mit Projektionen und fordern die Kreativität der Kinder auf ungewöhnliche Weise heraus. So werden die Teilnehmer angeregt, ganz neu über sich nachzudenken.

Anleitung

Mach es dir auf deinem Platz bequem und schließ die Augen. Atme ein Mal langsam aus.

Stell dir vor, dass du auf den Bildschirm eines Computers oder auf einen Fernseher schaust...

Lass dort den Buchstaben A als großen Druckbuchstaben erscheinen...

Und nun stell dir bitte vor, dass du selbst der Buchstabe A im Alphabet bist. Wie gefällt dir das?

- Welche Vorteile kannst du darin entdecken?
- Welche Nachteile?
- Wie gefällt dir deine Gestalt?
- Wie kommt das A deiner Meinung nach mit den anderen Buchstaben aus?

Und nun lass das A vom Bildschirm verschwinden und lass statt dessen den Buchstaben Z erscheinen, in großen Druckbuchstaben geschrieben.

Stell dir vor, dass du selbst der Buchstabe Z bist.

- Wie gefällt es dir, der Buchstabe Z zu sein?
- Welche Vorteile kannst du darin sehen?
- Welche Nachteile?
- Was denkst du als Z über das A?
- Gibt es irgendetwas, worauf du als Z stolz sein kannst?
- Würdest du gern mit einem anderen Buchstaben tauschen?

Lass nun bitte auch das Z vom Bildschirm verschwinden. Lass stattdessen irgendeinen anderen Buchstaben des Alphabets auftauchen. Ebenfalls in Druckschrift und als Großbuchstabe. Warte einfach ab, welcher Buchstabe von selbst erscheint.

Wenn es so weit ist, kannst du die Augen wieder öffnen. Wenn kein Buchstabe von selbst erschienen ist, kannst du einen auswählen, der dir gefällt.

Und nun nimm dir bitte ein Blatt Papier und male diesen Buchstaben groß auf die Seite, sodass er möglichst das ganze Blatt füllt. Verziere den Buchstaben und hauche ihm Leben ein. Gib ihm eine schöne Farbe und tu alles für den Buchstaben, damit er sich auf deinem Blatt wohlfühlen kann. (10 Min.)

Schau dir nun deinen Buchstaben an und beantworte folgende Fragen:

- Wie gefällt es dir, dieser Buchstabe zu sein?
- Was macht diesen Buchstaben besonders?
- Was verbindet ihn mit anderen Buchstaben?
- Hast du eine Vermutung, wieso dir dieser Buchstabe eingefallen ist?

Hier bietet es sich an, dass immer ein Kind mit seinem Bild in der Gruppe herumgeht, sein Bild zeigt und dazu über sich als Buchstaben spricht.

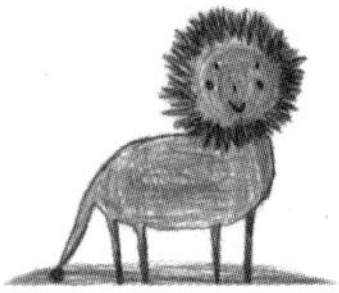

Stolz auf meinen Namen

Kleine Kinder haben es leichter, auf sich stolz zu sein, besonders dann, wenn ihnen die Eltern zeigen, dass sie es lieben und bewundern. Später entwickeln fast alle Kinder eine kritische innere Stimme, die ihren Stolz dämpft. Zu unserem Selbstbewusstsein trägt nicht unerheblich bei, wenn wir uns selbst akzeptieren und dazu gehört auch unser Name.

In dieser Übung können die Kinder mit der Magie des eigenen Namens experimentieren und ihn sich auf neue Weise zu eigen machen.

Anleitung

Mach es dir auf deinem Platz bequem und schließ die Augen. Atme ein Mal langsam aus.

Stell dir vor, dass vor dir dein Schreibheft liegt. Auf dem Etikett steht in goldenen Druckbuchstaben dein Vorname und dein Nachname... Wie findest du das?

Und nun stell dir vor, dass du in irgendeiner Zeitung blätterst. Plötzlich entdeckst du auf einer Seite deinen Namen. Kannst du herausfinden, was in dem dazugehörigen Artikel über dich steht?

Und nun geh in der Phantasie in eine Buchhandlung. In den Regalen stehen Bücher aus allen Gebieten. Entdecke auf einem Buchrücken deinen Namen. Kannst du herausfinden, was das für ein Buch ist? Worum geht es darin?...

Stell dir vor, dass du ins Kino gehst und dich auf deinen Platz setzen willst. Auf dem Sitz findest du einen verschlossenen Brief, auf dem dein Name steht. Du kannst dir wünschen, von wem dieser Brief stammt.

Und nun kannst du die Versuche mit deinem Namen selbst in die Hand nehmen. Finde irgendein Objekt, auf dem dein Name zu lesen ist. Betrachte dieses Objekt aufmerksam und erforsche es eine Weile, damit du damit vertraut wirst. (1 Min.)

Und wenn du bereit bist, dann kannst du jetzt langsam ausatmen. Öffne die Augen, nimm dir ein Stück Papier und male den Gegenstand, auf dem dein Name geschrieben steht.

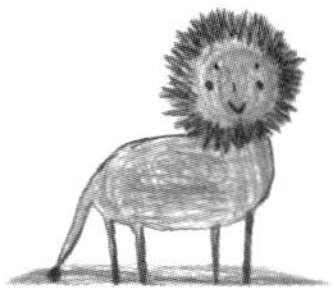

Die Blume

Zu einem großen Teil wird unsere Identität von den Menschen geprägt, die wir lieben und bewundern bzw. die wir geliebt und bewundert haben. Im Laufe des Lebens erleben wir natürlich auch bittere Augenblicke der Enttäuschung und der Distanzierung, aber wir können lernen, das zu akzeptieren und an unseren positiven Gefühlen festzuhalten.

In dieser Übung machen wir es den Kindern leicht, indem wir uns auf positive Emotionen beschränken.

Anleitung

Heute kannst du ein schönes Bild malen... Du sollst eine Blume malen mit einem schönen Stängel und schönen Blättern. Das Wichtigste jedoch ist die große Blüte.

Die Blüte sollst du so malen: Male einen kräftigen Kreis als Zentrum der Blume. Dieser Kreis bedeutet: Das bin ich selbst. Um den Kreis herum sollen die Blütenblätter gemalt werden. Jedes Blütenblatt erinnert an wichtige Menschen aus deinem Leben:

- Menschen, die du liebst oder geliebt hast;
- Menschen, die du bewunderst, die ein Vorbild für dich sind.

Gib den Blütenblättern passende Farben und schreibe die Namen der Menschen, an die du denkst, an die Blütenblätter.

Entscheide selbst, wie viele Blütenblätter deine Blume tragen soll. (15 Min.)

Dieses Bild können die Kinder aufbewahren und vielleicht in ihrem Zimmer aufhängen. Mit einem Blick haben sie Kontakt zu den wichtigsten Ressourcen des eigenen Lebens.

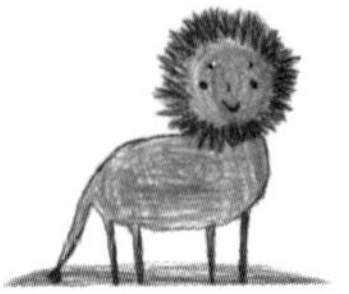

Der Einsiedler

Auch jüngere Kinder verfügen über die Fähigkeit zu philosophieren, schwierigen Zusammenhängen nachzuspüren und sich mit den Rätseln der Seele zu beschäftigen.

Hier wenden wir uns an die philosophisch-spirituelle Seite des Kindes und geben ihr Ausdrucksmöglichkeiten. Vor allem zeigen wir den Kindern, dass wir als Erwachsene Respekt haben vor ihrer «Weisheit».

Anleitung

Mach es dir auf deinem Platz bequem und schließ die Augen. Atme ein Mal langsam aus.

Und nun stell dir vor, dass du ein Einsiedler bist, der sich von der Welt zurückgezogen hat, um in einer Höhle zu leben...

Dort meditierst du und denkst darüber nach, worauf es im Leben ankommt... Du stellst dir schwierige Fragen:

- Was braucht mein Kopf?
- Was braucht mein Herz?
- Was braucht meine Seele?

In der Höhle lernst du, dich nicht ablenken zu lassen und darauf zu vertrauen, dass die Geister der Höhle dafür sorgen, dass du immer weiser wirst...

Nachdem genügend Zeit vergangen ist, hast du den Eindruck, dass du genug gelernt hast. Du beschließt, aus deiner Höhle herauszukommen. Stell dir vor, dass du dann ein Licht in der Hand trägst.

- Was siehst du, wenn du in die Welt zurückkehrst?
- Was hast du Neues gelernt?
- Was willst du nun in deinem Leben anders machen?
- Was bringst du für andere Menschen aus deiner Höhlenzeit mit? (30 Sek.)

Wenn du bereit bist, kannst du nun die Augen wieder öffnen und ein Mal langsam ausatmen. Nimm ein Blatt Papier und male ein Bild zu dieser Phantasiereise. Vielleicht möchtest du den Einsiedler malen... vielleicht die Pläne für sein Leben... vielleicht das, was er dort gelernt hat. (15 Min.)

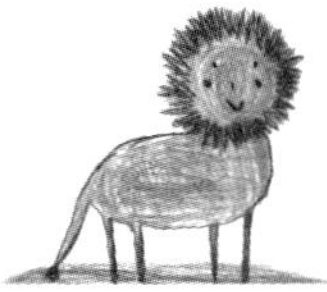

Ein galoppierendes Pferd

Tiere bieten uns unerschöpfliche Möglichkeiten, etwas über uns selbst zu lernen und uns weiterzuentwickeln. Besonders anregend sind die Haustiere, die die menschliche Evolution schon so lange begleiten. Voller Magie sind z.B. die Pferde. Sie vereinen in sich so viele verschiedene Qualitäten, dass sie sich ausgezeichnet als Totemtiere eignen.

In dieser Übung laden wir die Kinder dazu ein, sich mit einem Pferd ihrer Wahl zu identifizieren und die damit gegebenen Möglichkeiten intensiv zu genießen.

Anleitung

Mach es dir auf deinem Platz bequem und schließ die Augen. Atme ein Mal langsam aus.

Stell dir vor, dass du ein wunderschönes Pferd bist. Warte ab, welches Pferd in deiner Phantasie erscheint und dich einlädt, mit ihm zu verschmelzen... (30 Sek.)

Und nun sieh dich als Pferd, das frei und stolz über Wiesen und Weiden trabt, das vielleicht auch den Strand schätzt oder die Weite der Steppe. Lass deine Mähne im Wind flattern und vielleicht möchtest du auch hören, wie andere Tiere deine Schönheit und Kraft bewundern...

Ab und zu lässt du dein Wiehern hören. So gibst du den anderen Pferden zu verstehen, dass du dein Leben genießt...

- Wie fühlt es sich für dich an, ein Pferd zu sein?
- Was sind die wichtigsten Eigenschaften dieses Pferdes?
- Welche besonderen Talente hat dieses Pferd?

Und zum Schluss kannst du noch darüber nachdenken, ob du lieber als Wildpferd leben möchtest oder ob du auch einen Reiter akzeptieren könntest. Welche Anforderung stellst du an einen Reiter, um mit ihm harmonisch galoppieren und springen zu können?... (1 Min.)

Und wenn du bereit bist, dann öffne deine Augen und atme ein Mal langsam aus.

Nimm dir ein Blatt Papier und male ein Bild von diesem Pferd. Vielleicht möchtest du ihm auch einen Namen geben. Und wenn du Lust hast, kannst du auf der Rückseite deines Blattes eine kurze Unterhaltung mit dem Pferd notieren. (15 Min.)

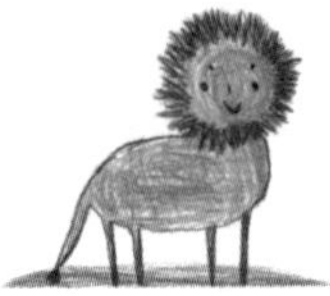

Ein sicherer Ort

Jeder Mensch sollte einen sicheren Ort haben, wohin er sich zurückziehen kann, wo er absoluten Schutz genießt, wo er sich entspannen kann und Verletzungen heilen können. Für die meisten Menschen gibt es diesen Ort nur in der Phantasie, aber schon das kann eine große Hilfe sein. Für Kinder ist die Vorstellung eines sicheren Ortes von besonderer Bedeutung.

In dieser Übung kann ein solches Refugium sowohl in der Phantasie erlebt, als auch auf dem Papier realisiert werden.

Anleitung

Mach es dir auf deinem Platz bequem und schließ die Augen. Atme ein Mal langsam aus.

Stell dir einen Ort vor, wo du ganz sicher bist, wo niemand außer dir selbst Zutritt hat, wo du dich vollkommen entspannen kannst. Wenn irgendjemand außer dir dort sein soll, braucht er deine Erlaubnis. Stell dir diesen Ort der Ruhe vor... Vielleicht kennst du einen solchen Ort... Vielleicht möchtest du ihn dir in deiner Phantasie erschaffen...

Wenn du willst, ist dieser Ort draußen in der Natur, aber genauso gut kann er auch im Inneren eines Gebäudes oder in einer Höhle sein.

An diesem Ort kannst du dich ausruhen. Du kannst die Einsamkeit genießen und träumen oder nachdenken, du kannst dein Leben betrachten und Pläne schmieden. Du kannst hier Dinge tun, die du gern tun würdest und mit Menschen zusammenkommen, die du noch einmal sehen möchtest.

An diesem Platz ist alles möglich und alles, was du hier erlebst, wird zu deinem Besten sein... (30 Sek.)

Wenn du bereit bist, dann öffne nun deine Augen und atme ein Mal langsam aus. Nimm dir ein Blatt Papier und male ein Bild von deinem sicheren Ort.

Bei jedem Besuch kannst du diesen Ort verändern, aber du musst dir merken, wie du dahin kommst. (15 Min.)

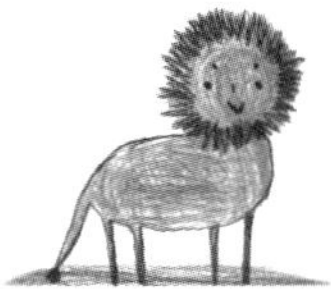

Was geht mir durch den Kopf?

Hier haben die Kinder Gelegenheit, eine einfache Meditation durchzuführen. Sie können registrieren, was ihnen durch den Kopf geht, ohne den einzelnen Gedanken und Gefühlen zu folgen.

Anleitung

Die Kinder fertigen ein Porträt von sich an, das ihren Kopf im Profil zeigt. Der Kopf sollte das ganze Blatt ausfüllen. Dann konzentriert sich jeder auf Bilder, Gedanken und Gefühle, die ihm gerade durch den Kopf gehen. Diese Eindrücke sollen mit freundlicher Geduld betrachtet werden. Dabei versuchen die Kinder, Gedanken und Bilder in gleicher Weise zu behandeln und nichts vorzuziehen. Sie sollen versuchen, nicht zu denken, sondern alles, was ihnen durch den Kopf geht, nur zu bemerken. Wahrscheinlich stellen sie fest, dass die Bilder und Gedanken mit der Zeit ruhiger werden und auf interessante Weise kommen und gehen. (10 Min.)

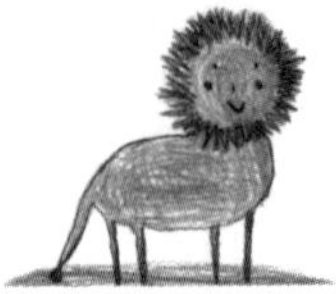

Sich öffnen

Schon dreijährige Kinder sind nicht immer gleichmäßig offen. Sie verordnen sich eine gewisse Zensur, um Eltern oder andere Erwachsene nicht zu beunruhigen oder zu provozieren. Damit wollen sie eine Eintrübung des emotionalen Klimas ebenso vermeiden, wie Sanktionen durch die Erwachsenen. Die größte Offenheit ist gegenüber dem besten Freund oder der besten Freundin möglich.

Manchmal bedauern wir Erwachsenen diese Verschlossenheit der Kinder, weil sie natürlich auch Distanz bedeutet. Aber uns kann der Gedanke trösten, dass die Kinder dabei auch Wichtiges üben: die moralische Gewichtung des eigenen Verhaltens, Empathie im Blick auf das emotionale Echo der anderen sowie nicht zuletzt die Fähigkeit, schweigen und Geheimnisse bewahren zu können.

Anleitung

Mach es dir auf deinem Platz bequem und schließ die Augen. Atme ein Mal langsam aus.

Stell dir vor, du hältst in deiner Hand einen magischen Dosenöffner, mit dem du dich für die Menschen öffnen kannst, denen du etwas von deinen Gedanken und Gefühlen offenbaren möchtest.

Du kannst nun mit deinem magischen Dosenöffner behutsam experimentieren und einzelne Bereiche von dir öffnen. Dabei wirst du feststellen, dass es sehr darauf ankommt, welchem Menschen du was von dir verraten möchtest.

Ich werde gleich einige Personen nennen und du kannst dir überlegen, was du diesen von dir verraten willst:

- deine Mutter...
- dein Vater...
- deine Geschwister...
- deine Lehrerin/dein Lehrer...
- dein bester Freund, deine beste Freundin...
- einzelne Kinder aus deiner Klasse...

Atme ein Mal langsam aus und beantworte dir selbst die Frage: Was möchte ich für mich behalten und keinem Menschen verraten? (30 Sek.)

Und wenn du bereit bist, dann öffne die Augen und nimm ein Blatt Papier. Zeichne dich und öffne dich dabei so weit, dass alle in dieser Gruppe und auch ich sehen können, was du zeigen möchtest. (15 Min.)

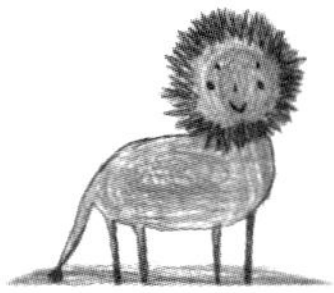

Eine besondere Landkarte

Hier benutzen die Kinder den Umriss ihres Körpers, um wie auf einer Landkarte die verschiedenen Aspekte ihrer Persönlichkeit anzudeuten.

Anleitung
Die Kinder legen sich auf einen Bogen Packpapier und lassen von einem Partner die Umrisse ihres Körpers nachzeichnen. Dann versuchen sie, einzelne Fragen zu beantworten:

- Wo in deinem Körper lebt der Mut?
- Wo in deinem Körper lebt die Angst?
- Wo in deinem Körper lebt der Zorn?
- Wo in deinem Körper lebt die Liebe?
- Welche Teile deines Körpers sind anfällig für Krankheiten?
- Wo hat dein Körper seine Kraftreserven?
- Welche Teile deines Körpers gehören nicht dir allein?
- In welchen Teilen deines Körpers leben bedrückende Erinnerungen?

Diese Fragen bzw. eine passende Auswahl davon sollten Sie für alle sichtbar aufgescheiben.

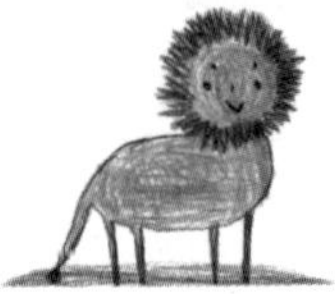

Luftbilder

Dies ist eine ganz besondere Kunstaktivität, die inspiriert und zum Experimentieren einlädt. Jedes Kind kann frei experimentieren und fühlt sich dabei vollständig sicher, weil die anderen zunächst nicht sehen können, was es tut.

Anleitung

Die Kinder verteilen sich im Raum und stehen an einer Stelle, die ihnen gefällt. Sie benutzen ihren Zeigefinger als magischen Bleistift und den freien Raum um sich herum als Zeichenpapier.

Machen Sie verschiedene Vorschläge, um die Phantasie der Kinder schrittweise stärker herauszufordern:

- Male das Märchenschloss, in dem die Prinzessin lebt...
- Male ein Tier, das du besonders gern hast...
- Male die schönste Blume, die du kennst...
- Male ein Porträt deiner Freundin oder deines Freundes...
- Male ein Bild deines Schutzengels...
- Male dich selbst...

Im Anschluss daran werden die Kinder aufgefordert, eine dieser imaginären Skizzen auf Papier und mit Ölkreiden sichtbar zu machen.

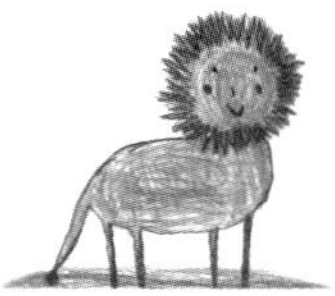

Entspannungsbild

Manchmal sind die Kinder aufgeregt, unkonzentriert und noch nicht mit ihrer vollen Aufmerksamkeit in der Gruppe angekommen. Sie müssen sich noch akklimatisieren oder warm machen für die nächste Aufgabe. Für solche Situationen eignet sich die folgende Übung. Sie knüpft an die Bereitschaft der Kinder an, herumzuspielen, verschiedene Dinge auszuprobieren und sich selbst eine Überraschung zu bereiten. Leider akzeptieren Erwachsene die einfachen Vergnügungen der Kinder allzu selten. Sie bemängeln Aktivitäten, die sie für primitiv, hässlich, sinnlos, schmutzig, oder «kindisch» halten. Dabei bereiten Aktivitäten wie das Kritzeln auf Papier den Kindern viel Spaß. Es gibt ihnen Gelegenheit, sich physisch und emotional zu entspannen.

Psychologisch haben Kritzelbilder dieselbe Aufgabe, wie die Kritzeleien der Erwachsenen, die z. B. während eines Telefongesprächs entstehen. Sie ermöglichen gleichzeitig Entspannung und Konzentration.

Anleitung

Nimm dir ein Blatt Papier und irgendeine Farbe, die dir gefällt. Du kannst gleich anfangen, mit der Ölkreide auf dem Papier herumzukritzeln und herumzuspielen. Bitte versuche nicht, irgendein bestimmtes Bild zu malen oder etwas, was du dir vorher überlegt hast. Am besten überlässt du es deiner Hand, wie sie sich mit der Ölkreide auf dem Papier bewegen möchte. Erlaube ihr, immer wieder die Richtung zu ändern, sodass deine Hand ganz unterschiedliche Bewegungen macht:

- hin und her...
- rauf und runter...
- Kreise links herum... Kreise rechts herum...
- Zickzack...
- kleine Pünktchen...
- Häkchen und alles, was dir sonst so einfällt... (5 Min.)

Diese Bilder sind nicht zu interpretieren, aber jeder soll Gelegenheit haben, sein Bild der Gruppe zu zeigen. Außerdem können die Kinder mitteilen, welche Kritzelbilder ihnen besonders gut gefallen. Für etwas ältere Kinder ist die Frage anregend: Kann der Betrachter aus dem Kritzelbild etwas über die Stimmung des Malers erfahren?

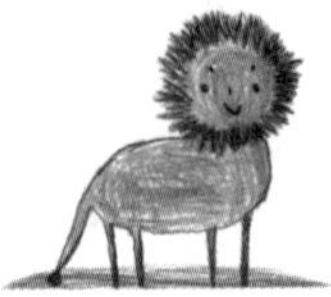

Ein schöner Ort

Von besonderer Bedeutung sind alle Kunstaktivitäten, bei denen die Kinder sich regenerieren können. Viele Kinder kommen bedrückt zu uns, voller Sorgen und Ängste, voller Selbstzweifel und Sehnsucht nach Geborgenheit. Es ist unsere Aufgabe, ihnen zu zeigen, dass es möglich ist, für sich selbst zu sorgen, zur Ruhe zu kommen und eine positive Perspektive für das eigene Leben zu entwickeln. Die folgende Aktivität kann dazu beitragen.

Anleitung

Mach es dir auf deinem Platz bequem und schließ die Augen. Atme ein Mal langsam aus.

Stell dir den Ort vor, wo du am allerliebsten sein möchtest, weil du dich dort wohlfühlst, weil dieser Ort nur dir gehört und nur der dort hinkommen darf, den du dazu einlädst. An diesem Ort findest du Ruhe, du kannst hier spielen oder das tun, was du am liebsten machst.

Vielleicht kennst du diesen Ort schon oder du willst ihn dir in der Phantasie ausmalen.

- Was kannst du dort sehen?
- Was kannst du dort hören?
- Wie riecht es dort?
- Was kannst du an diesem Ort alles machen? (Pause)

Und wenn du bereit bist, dann kannst du gleich die Augen wieder öffnen. Nimm dir ein Blatt Papier und ein paar Ölkreiden und fang an, diesen Ort zu malen.

Male in aller Ruhe, damit du das alles genießen kannst, was dir dieser Ort bietet. (15 Min.)

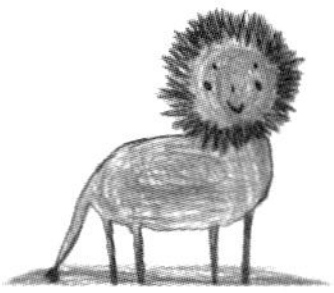

Spiegelbild

Die meisten Eltern und Lehrer wünschen sich Kinder, die selbstbewusst und freundlich sind. Diese positive Einstellung entwickelt sich besser, wenn die Kinder mit ihrem Aussehen zufrieden sind. Dabei müssen sie lernen, dass ihre persönliche Anziehungskraft, ihr Charisma nicht von der Perfektion ihres Körpers abhängt. Die Ausstrahlung, auch die von Kindern, hängt von vielen kleinen Besonderheiten ab, z. B. von der Bereitschaft zu lächeln, Blickkontakt aufzunehmen, von der Lebendigkeit der Mimik, von der Bereitschaft, die Körpersprache anderer zu spiegeln.

In der Kunsttherapie haben wir schöne Möglichkeiten, den Kindern dabei zu helfen, sich mit ihrer äußeren Erscheinung anzufreunden.

Anleitung

Mach es dir auf deinem Platz bequem und schließ die Augen. Atme ein Mal langsam aus.

Bitte stell dir vor, dass du vor einem großen Spiegel stehst und dein Spiegelbild betrachtest.

- Was siehst du im Spiegel?
- Wie bist du angezogen?
- Welchen Ausdruck hat dein Gesicht?
- In welcher Haltung stehst du da?
- Was sagt dein Spiegelbild über dich, über deine Lebenslust, über deine Gesundheit, über deine Fähigkeit, eine gute Freundin/ein guter Freund zu sein?
- Was denkst du, wenn du dich selbst in dem Spiegel betrachtest?
- Was findest du selbst am besten an deinem Spiegelbild?
- Was würdest du gern an deiner Erscheinung verändern? (Pause)

Und wenn du bereit bist, öffne langsam deine Augen, atme ein Mal langsam aus. Nimm dir dann ein Stück Papier und male das Bild, das der Spiegel dir gezeigt hat.

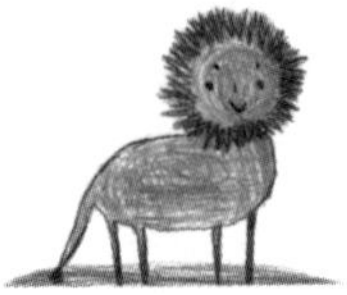

Wer bin ich?

Hier geben wir den Kindern die Gelegenheit, ein psychologisch verfeinertes Selbstporträt zu malen. Sie können ihre äußere Erscheinung abbilden, aber sie können auch abstrakter vorgehen und ihre Persönlichkeit durch Farben, Formen und Muster symbolisch darstellen.

Anleitung

Stell dir vor, dass du deinen Geburtstag feiern willst. Du hast dir schon überlegt, welche Gäste du einladen möchtest.

In diesem Jahr planst du eine besondere Art der Einladung. Du willst für die Gäste eine Einladungskarte zeichnen. Unter der Überschrift: «Einladung zu meinem Geburtstag» willst du ein Selbstporträt malen, damit die Gäste gleich wissen, wer sie eingeladen hat.

Du kannst das Selbstporträt auf verschiedene Weisen malen:

- Du kannst ein Bild malen, das deine äußere Erscheinung zeigt, so wie du aussiehst, von Kopf bis Fuß.
- Aber du kannst auch anders vorgehen und Symbole zeichnen, die einen Hinweis auf deinen Charakter oder deine Vorlieben geben. Wenn du z. B. ein begeisterter Fußballfan bist, könntest du einen Ball zeichnen, ein Tor oder einen Fußballpokal.
- Schließlich kannst du auch einzelne Sätze dazuschreiben, die mitteilen, was andere von dir zu erwarten haben. Wie z. B.: «Ich bin schnell und unberechenbar» oder «Keiner ist ein besserer Freund als ich» etc.

Versuche deine Einladungskarte so zu zeichnen, dass die Gäste Lust bekommen, mit dir zu feiern.

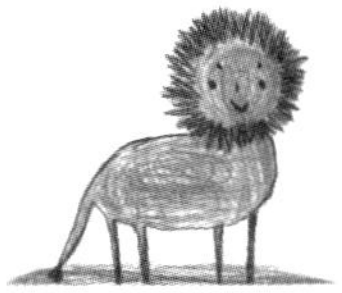

Ein schöner Tag

Viele Kinder wachen mit schlechten Gefühlen auf und beenden den Tag mit einer negativen Bilanz. Sie haben zu wenig Gelegenheit, sorgenfrei mit anderen Kindern zu spielen, Kontakte zu pflegen und es fehlt ihnen an Aufmerksamkeit vonseiten der Erwachsenen. Viele Familien leiden an einem Mangel an Geld und Zeit. Außerdem fehlt es oft an liebevollem Umgang miteinander.

In allen Gruppen kommt es daher darauf an, den Kindern zu zeigen, wie sie trotz aller Schwierigkeiten die Fähigkeit erlangen können, positive Gefühle und positive Perspektiven zu entwickeln und das Leben zu genießen. Eine einfache Möglichkeit hierzu bieten unsere Erinnerungen. Wenn die Kinder lernen, sich auf positive Erinnerungen zu konzentrieren, dann haben sie die Möglichkeit, alte, gute Gefühle zu reaktivieren und sich eine Insel des Positiven zu schaffen.

Anleitung

Denk bitte an die letzten Tage zurück und such dir den besten Tag aus, den du erlebt hast. Es reicht aus, wenn du an diesem Tag ein paar Erlebnisse hattest, die okay waren, die dich glücklich gemacht haben, die du nicht missen möchtest. Diesen Tag nennst du einfach «Mein schöner Tag». Bitte male nun ein Bild von diesem Tag, das zeigt, was du Gutes erlebt hast.

(Wenn die Kinder genügend geübt sind, können sie unter das Bild einen verbalen Kommentar schreiben, der das ausdrückt, was sie im Bild vielleicht nicht darstellen konnten.)

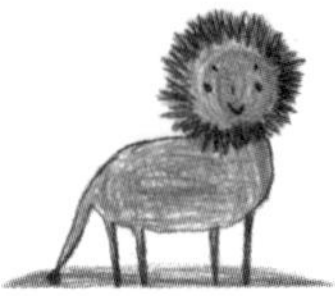

Ein schöner Brief

Diese Aktivität liegt auf der Grenze zwischen kreativem Schreiben und Kunsttherapie. Die Übung hat ihren Wert vor allem dadurch, dass die selbstkritische Stimme des Kindes eine Zeit lang ausgeschaltet wird, dass es sich selbst einen positiven Kommentar schenken kann. Gleichzeitig verbinden wir das Kind mit der Person eines emotionalen Sponsors. Mit einer Person also, der das Kind vertraut, die eine gewisse Autorität für es darstellt und die bereit ist, es bedingungslos zu akzeptieren und zu mögen.

Anleitung

Denk an all die Erwachsenen, mit denen du zu tun hast. Betrachte sie einen nach dem anderen in der Phantasie und finde eine Person, die dir besonders nahesteht. Wähle einen Erwachsenen aus, von dem du dich geliebt fühlst. Das kann jemand aus deiner Familie sein, es kann aber auch ein anderer Erwachsener sein, jemand, der dich mag, der dich versteht und der alle deine guten Seiten, Talente und Stärken bemerkt, jemand, der Zeit für dich hat, zu dem du mit deinen Sorgen kommen kannst und der dir Mut macht. Nimm ein Blatt Papier und zeichne ein Bild dieser Person. Du kannst die ganze Person zeichnen, du kannst dich auch dafür entscheiden, nur das Gesicht dieser Person darzustellen. Und falls dir im Moment niemand einfällt, der das alles für dich tut, kannst du dir auch eine Person ausdenken, die immer für dich da wäre, wenn du sie brauchst. Wenn du willst, kannst du darunter schreiben, wen dein Bild darstellt. (10 Min.)

Stell dir nun bitte vor, dass diese Person dir einen Brief schreibt, weil sie dir eine Freude machen will, weil sie gerade liebevoll an dich gedacht hat oder weil sie weiß, dass du eine Aufmunterung vertragen kannst. Lass sie in diesem Brief all das aufzählen, was sie an dir mag. Das können äußere Dinge sein, das können unsichtbare Dinge sein wie besondere Talente und die guten Seiten deines Charakters. In dem Brief soll diese Person zeigen, dass sie dich gut kennt, dass sie vor allem die liebenswerten und guten Seiten an dir bemerkt.

Es spielt keine Rolle, wie lang dieser Brief wird. Es gibt nur eine Regel: Alles, was gesagt wird, ist positiv, und der Brief soll am Ende unterzeichnet werden.

Schreib den Brief auf die Rückseite deines Bildes. (10 Min.)

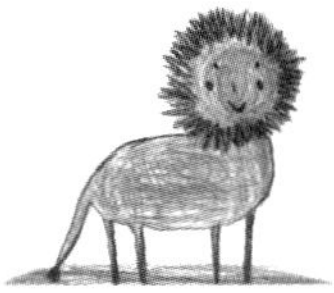

Was mich glücklich macht

Unsere Werbeindustrie zeigt den Kindern Dinge, die sie bzw. ihre Eltern erwerben sollen. Die Eltern versuchen, die Kinder zu motivieren, sich für zukünftige Ziele anzustrengen, zu lernen und ihre Bedürfnisse aufzuschieben. Doch woran es den Kindern fehlt, sind Erwachsene, die ihnen zeigen, wie sie im Leben glücklich werden können.

In jedem Leben gibt es viele Dinge, die zu unserem Glück beitragen. Unser Problem besteht darin, dass wir unser Bewusstsein eher auf das konzentrieren, was wir nicht haben, als auf unsere Ressourcen und glücklichen Momente.

In dieser Übung benutzen wir die Technik des «Circle drawing», um die Aufmerksamkeit der Kinder auf alles zu richten, was in ihrem Leben positiv ist.

Anleitung

Nimm dir ein Blatt Papier und male einen großen Kreis darauf.

Male dich selbst in diesen Kreis hinein. Denk dabei an irgendeinen Tag zurück, an dem du dich besonders glücklich gefühlt hast. Vielleicht hast du mit deiner besten Freundin/deinem besten Freund ein aufregendes Abenteuer erlebt, vielleicht haben Vater oder Mutter sich Zeit für dich genommen, vielleicht hast du in der Schule für eine gute Leistung Anerkennung bekommen.

Male dich selbst als glücklichen Menschen in die Mitte des Kreises. (5 Min.)

Denk jetzt bitte an alles, was dich glücklich machen kann: Menschen aus deiner Familie, deine Freunde, Schulkameraden und Nachbarn, Erlebnisse im Sport, ein schöner Film, Bücher, die du liest, oder ein Spiel, das du mit anderen gemeinsam spielst. Vielleicht macht es dich auch glücklich, wenn du daran denkst, dass euer Hund wieder gesund ist oder dass ein Baum in deinem Garten so schön blüht.

Zeichne nun für jedes dieser Elemente, die dich glücklich machen, ein Miniaturbild oder -symbol in den Kreis, sodass du umgeben bist von lauter Glückssymbolen. (15 Min.)

Wenn du Lust hast, kannst du ein kleines Gedicht auf die Rückseite schreiben. Lass jede Zeile dieses Gedichtes mit den Worten beginnen:

«Ich bin glücklich, wenn....»

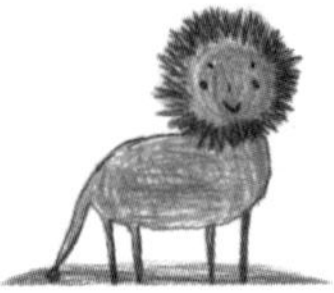

Was in meinem Herzen ist

Für Kinder sind positive soziale Beziehungen besonders wichtig. Sie geben ihnen Sicherheit und machen ihnen Mut. Da Kinder zu emotional unbekannten Zielen unterwegs sind, benötigen sie das Vertrauen darauf, dass sie ihren Weg finden werden, auch wenn Schwierigkeiten auftauchen. Gute und herzliche Beziehungen helfen den Kindern, die schwierigste Lektion ihres Lebens zu lernen, dass ihr Leben niemals sorgenfrei sein wird, sondern dass sich ruhige Zeiten und Krisen immer abwechseln werden.

Mit der Zeit lernen die Kinder, dass positive Beziehungen nicht davon abhängen, ob diese Menschen physisch anwesend sind. Die Kinder können lernen, dass alle, die sie lieben, in ihrem Herzen präsent sind. Dafür ist es wichtig, dass die Kinder üben, auch nach innen zu sehen. Hier, in ihrem Bewusstsein, in ihrem Herzen, haben sie einen Schatz, der ihnen Stärke und Widerstandskraft verleiht. Diese Ressource kann jedoch nur wirksam werden, wenn wir uns darauf konzentrieren und die damit verbundenen positiven Gefühle wahrnehmen.

In dieser Übung sollen die Kinder all das aufmalen, was sie in ihrem Herzen aufbewahren: positive Erinnerungen, gute Beziehungen, schöne Erfolge usw.

Anleitung

Nimm dir ein Blatt Papier und eine Schachtel mit Ölkreiden. Male in die Mitte des Papiers ein großes Herz. Mach es so groß, dass es fast das ganze Papier bedeckt. Dieses aufgemalte Herz ist ein Symbol für dein eigenes. Du sollst gleich zeigen, was es alles in deinem Herzen gibt. In unserem Herzen bewahren wir all das auf, was positiv ist: Menschen, die wir gern haben, schöne Erinnerungen, unsere Herzenswünsche und auch all das Gute, was wir denen wünschen, die wir lieben.

Vielleicht wirst du staunen, wie viele gute Dinge du in deinem Herzen mit dir herumträgst. Wenn du dich in deinem Herzen umsiehst, wirst du bemerken, dass deine Gefühle sich verändern. Vielleicht fühlst du dich ausgeglichener, ruhiger, liebevoller, zufriedener. Es kann auch sein, dass du traurig wirst. Oft kommt das daher, dass wir uns so wenig Zeit für unser Herz nehmen. Aber das kannst du ändern. Wenn du auf dein Herz hörst, musst du dich nie mehr einsam fühlen. (15 Min.)

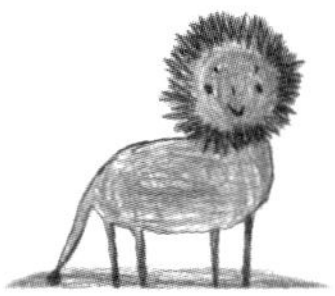

Gedankenkino

Dies ist eine gute Anwärmübung. Die Kinder zeichnen all das, was ihnen gerade durch den Kopf geht: Bilder, Gedanken, Gefühle. Es kommt nicht darauf an, dass sie sorgfältig zeichnen, sondern dass sie eine Art visuelle Stenografie benutzen, um ihren Bewusstseinsstrom festzuhalten. Dabei können die Kinder versuchen, die Haltung des Beobachters einzunehmen, der ohne zu werten all das registriert, was in ihrem Gehirn stattfindet.

Anleitung

Nimm dir mehrere Blatt Papier und eine Schachtel mit Ölkreiden.

Bei der nächsten Malaufgabe kannst du dich als Reporter betätigen. Du beobachtest aber nicht irgendein Autorennen oder eine Gerichtsverhandlung, du beobachtest die Dinge, die dir gerade durch den Kopf gehen. Immer wenn ein neuer Gedanke, ein neues Bild, ein neues Gefühl auftauchen, dann sollst du das in einer kleinen Skizze festhalten. Oft wirst du dabei nur wenig Zeit haben, ehe der nächste Gedanke auftaucht. Versuche einfach, in kurzer Zeit das Wichtigste festzuhalten.

Vielleicht erinnert dich dein Bild nachher an einen Comic, an eine Fieberkurve oder an die Bilderschrift der alten Ägypter.

Nach einer Weile können wir dann darüber sprechen, was wir aus diesem Experiment von unserem Gehirn lernen können.

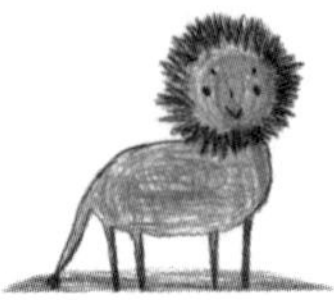

Lieben lernen

Für alle Kinder ist es wichtig, ihre Beziehungskompetenz zu entwickeln. Sie müssen herausfinden, wie sie sich öffnen können, um andere Personen so dicht an sich heranzulassen, dass sie die eigene Gefühlsreaktion deutlich wahrnehmen. Im Laufe der Zeit kommt dann ein weiteres Lernprogramm hinzu. Die Kinder müssen ihr Einfühlungsvermögen entwickeln. Hier kommt es darauf an, dass sie ihren natürlichen Narzissmus zurückstellen und einen Wechsel der Perspektive bewerkstelligen: Kann ich in die Haut des anderen schlüpfen und mir vorstellen, wie er die Welt sieht, wie er empfindet usw.

Für den späteren Erfolg der Kinder ist Einfühlungsvermögen außerordentlich wichtig. Sowohl im Berufsleben als auch privat ist Einfühlungsvermögen die Voraussetzung für konstruktive und kreative Beziehungen.

Anleitung

Male das Bild eines Menschen, den du gern hast oder den du liebst. Das kann jemand aus deiner Familie sein, ein Verwandter oder deine beste Freundin/dein bester Freund.

Du kannst ein vollständiges Bild von diesem Menschen malen oder ein Porträt. Versuche diese Person so zu malen, dass der Betrachter eine Ahnung davon bekommt, wie es in ihr aussieht, d. h. was sie denkt oder fühlt. (10 Min.)

Und nun schau dir dein Bild aufmerksam an. Stell dir vor, dass du jetzt diese Person bist. Wenn du dir das intensiv vorstellst, kannst du vielleicht folgende Fragen beantworten:

- Welches sind ihre tiefsten Gefühle?
- Was erhofft und was fürchtet sie?
- Welches sind ihre Stärken?
- Woran zweifelt sie?
- Was wünscht sie sich am meisten?
- Welches sind ihre wichtigsten Ziele? (3 Min.)

Dreh das Blatt nun um und male ein zweites Bild. Diesmal kannst du das Herz der Person malen und in das Herz all das hinein, was für sie im Leben wichtig ist, wonach sie strebt und was sie sich wünscht. (10 Min.)

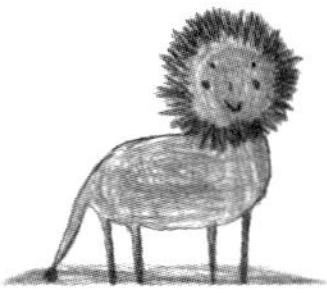

Alle meine Wünsche

Nicht aus allen Wünschen wird Wirklichkeit. Es müssen ein paar günstige Faktoren zusammenkommen, damit unsere Wünsche Gestalt annehmen:

- Eine lebendige Vorstellungskraft sorgt dafür, dass wir offen bleiben für glückliche Augenblicke, in denen wir unserem Ziel näher kommen.
- Zähigkeit hilft uns, die Zeit des Wartens zu überbrücken.
- Unsere Intuition lässt uns eine Brücke bauen zwischen uns und unserem Ziel.
- Das Glück sorgt dafür, dass alle wichtigen Faktoren zusammenpassen.
- Unser Glaube lässt uns darauf vertrauen, dass irgendeine höhere Macht uns behilflich ist.

Kinder sollten lernen, dass es nicht ausreicht, sich etwas zu wünschen und dann abzuwarten.

In dieser Übung bekommen die Kinder die ausdrückliche Erlaubnis, sich mit all ihren Wünschen zu beschäftigen. Sie können dabei ganz unbescheiden sein, denn es sind ihre Wünsche, die die Kinder voranbringen, die ihnen die Energie geben zu lernen, zu arbeiten und neue Beziehungen einzugehen. Im Laufe der Zeit lernen die Kinder, zwischen wesentlichen und überflüssigen Wünschen zu unterscheiden. Und sie lernen, zwischen ihren eigenen Wünschen und den Wünschen ihrer Eltern, ihrer Freunde oder anderer Autoritäten zu unterscheiden.

Wir benutzen wieder die Methode des «Circle drawing», um die Aufmerksamkeit der Kinder auf ihre Neigungen zu lenken.

Anleitung

Nimm dir ein Blatt Papier und eine Schachtel Ölkreiden und zeichne einen großen, gleichmäßigen Kreis.

Male dich nun selbst in den Kreis und male um dich herum all die Dinge, die du dir für dein Leben wünschst. Das können sichtbare Dinge sein, wie z.B. ein paar Fußballschuhe oder ein Computer, aber es können auch unsichtbare Dinge sein, wie z.B. ein bestandenes Examen oder der erste Film, den du als Kameramann aufnimmst.

Wir alle müssen dafür sorgen, dass in unserem Leben wenigstens einiges davon wahr wird, was wir uns ernsthaft wünschen. Wir bekommen manches, was wir uns gar nicht gewünscht haben. Aber wenn wir uns zu wenig von dem wünschen, was uns wichtig ist, dann gehen wir vielleicht leer aus.

Jetzt hast du die Gelegenheit, an all das zu denken, was du dir wünschst. Damit verbesserst du deine Aussichten, etwas davon zu bekommen. (15 Min.)

Dreh nun das Blatt um und male noch einmal einen großen Kreis. Diesmal geht es nicht um deine eigenen Wünsche, sondern darum, was sich andere wichtige Menschen für dich wünschen, z. B. deine Eltern, deine Großeltern, deine Lehrer oder deine Freunde.

Male alle diejenigen, die etwas für dich wünschen, an den Rand des Kreises. Es genügt, wenn du ihre Köpfe kurz skizzierst. In den Kreis kannst du dann all das malen, was sich diese Menschen für dich wünschen. Wundere dich nicht, wenn der Inhalt der beiden Kreise nicht übereinstimmt. (15 Min.)

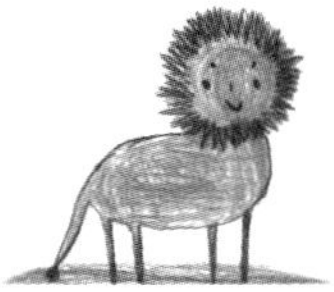

Die Verwandlung

Unsere Identität entwickelt sich auch dadurch, dass wir uns mit anderen Menschen, Lebewesen, Objekten oder sogar mit abstrakten Konzepten identifizieren. Darum ist es nützlich, wenn die Kinder immer wieder üben können, sich mit jemandem oder etwas zu identifizieren. In diesem Experiment laden wir sie dazu ein, sich mit einem symbolischen Tier zu identifizieren, um auf diesem Wege ihre Selbsterkenntnis zu erweitern.

Anleitung

Mach es dir auf deinem Platz bequem und schließ die Augen. Atme ein Mal langsam aus.

Stell dir vor, dass du einen geheimen Garten betrittst, den außer dir nur wenige andere Menschen kennen. Hier gibt es viele Tiere, die dir bekannt sind oder von denen du schon gehört hast. Es gibt Eidechsen, es gibt Schwäne, es gibt Füchse und viele Singvögel, vor allem viele Arten von Meisen. Such dir von diesen vier Tieren eins aus, in das du dich für eine Zeit lang verwandeln möchtest. Einfach um herauszufinden, was dieses Tier so erlebt. Aber wenn du willst, kannst du dir auch irgendein anderes Tier aussuchen, das dich interessiert. Stell dir vor, dass du in den Körper des Tieres schlüpfst, und dich dann so bewegst und so verhältst, wie es zu diesem Tier passt. (2-3 Min.)

Wenn du bereit bist, dann betrachte dein Tier noch einmal und sage ihm auf Wiedersehen. Sei nun wieder du selbst. Öffne die Augen, nimm dir ein Blatt Papier und male das Tier, das du gewesen bist. (10 Min.)

(Ältere Kinder können ihrem Tier einen kurzen Brief schreiben:) Schreib deinem Tier einen Brief oder eine Postkarte. Teile ihm mit, was du an ihm magst und gut findest. Sag auch, was du ihm für die Zukunft wünschst.

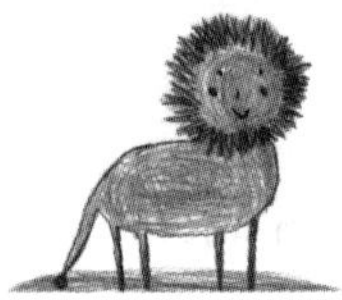

Besuche deinen Körper

In dieser Übung versuchen wir, den Kindern einen neuen Zugang zu ihrem Körper zu eröffnen. Wir wählen dafür eine imaginäre Reise in und durch den Körper.

Anleitung

Mach es dir auf deinem Platz bequem und schließ die Augen. Atme ein Mal langsam aus.

Stell dir vor, dass du gleich Gelegenheit bekommst, eine Reise in deinen Körper zu machen. Damit das möglich wird, musst du dich ganz klein machen, vielleicht so groß wie ein Daumennagel oder sogar noch etwas kleiner. Und damit du in deinem Körper etwas sehen kannst, bekommst du eine Lampe mit, mit der du gut sehen kannst.

Überleg dir, auf welche Weise du gern in deinen Körper hineingelangen möchtest:

- Du kannst dich einatmen...
- Du kannst dich verschlucken und durch die Speiseröhre hineingelangen...
- Du kannst dich durch eine Ader einschleusen und deinen Körper auf dem Blutstrom durchschwimmen...
- Aber du kannst auch irgendwo durch die Haut eindringen...
- Und wenn du mutig genug bist, kannst du sogar in deine Knochen gelangen...

Bevor du diese Reise beginnst, überlege dir, welchen Teil deines Körpers du gern besuchen möchtest. Welchen Teil deines Körpers findest du besonders interessant:

- dein Herz,
- dein Gehirn,
- deine Lunge,
- deine Ohren,
- deine Augen,
- deinen Bauch,
- dein Knochengerüst.

Entscheide selbst, welchen Teil deines Körpers du genauer unter die Lupe nehmen möchtest. Geh auf dem kürzesten Wege dorthin und schau dich um. Nimm deine Lampe zu Hilfe und vergiss nicht, auch auf alle Geräusche zu achten, die du hier hören kannst.

Ich werde dich nach einer Weile zurückrufen und dann verlässt du deinen Körper auf demselben Weg wieder, auf dem du gekommen bist. (2 Min.)

Komm nun bitte zurück und verlasse deinen Körper. Nimm wieder deine natürliche Größe an und merk dir alles, was du erlebt hast. Und wenn du bereit bist, dann öffne die Augen und male ein Bild von dem Körperteil, den du gerade besucht hast. (10 Min.)

(Ältere Kinder können sich in einem kurzen Brief an diesen Körperteil wenden:)

Schreibe deinem Körper einen kurzen Brief. Danke ihm dafür, dass du ihn besichtigen durftest. Teile ihm mit, was du jetzt nach diesem Besuch denkst. (5 Min.)

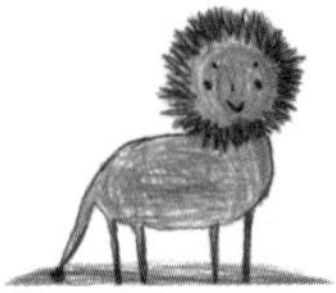

Die Strauchrose

Diese Imagination bietet Kindern und Jugendlichen eine Möglichkeit, ihre Persönlichkeit symbolisch darzustellen. Die Aufgabe führt zu einer hohen Konzentration, sodass die Teilnehmer sich in aller Ruhe selbst betrachten können.

Anleitung

Mach es dir auf deinem Platz bequem und schließ die Augen. Atme ein Mal langsam aus.

Stell dir vor, dass du eine Strauchrose bist, die danach strebt, mit den Jahren zu einem großen Busch zu werden.

Wie groß bist du im Augenblick als Strauchrose? Bist du klein? Bist du groß? Sind deine Zweige dick oder dünn? Blühst du gerade?

Welche Farbe haben deine Blüten? Trägst du überall Blüten oder nur an einigen Stellen? Hast du viele Knospen?

Wie sehen deine Blätter aus?

Wie tief reichen deine Wurzeln hinab? Sind deine Wurzeln gerade oder gebogen? Strecken sie sich auch nach den Seiten aus?

Wo stehst du? Wächst du in einem Garten, in einem Park, auf einer freien Fläche, in einer Wüste, in der Stadt oder auf dem Land? Wächst du am Meer?

Und was gibt es in deiner Nachbarschaft? Wächst du an einem Haus, an einem Straßenrand? Wo sonst?

Und wer kommt zu dir: Tiere, Menschen, Vögel? Bist du für irgendjemanden hilfreich? Pflückt irgendjemand deine Blüten oder stillt jemand seinen Hunger mit deinen Hagebutten?

Kommt ab und zu jemand zu dir, um mit dir zu sprechen?

Wie fühlst du dich? Wie ist dein Leben als Strauchrose? Wärst du lieber eine andere Blume? (Pause)

Und wenn du bereit bist, dann kannst du gleich langsam deine Augen öffnen und anfangen, deine Strauchrose zu malen. (15 Min.)

(Bei der Auswertung empfiehlt es sich, dass sich die Kinder, wenn sie sich als Strauchrose beschreiben, in der ersten Person sprechen, also z. B. so: «Ich stehe am Rand der Wüste und genieße den ganzen Tag die Sonne. Zum Glück reichen meine Wurzeln sehr weit hinab, wo es feuchten Sand gibt. Ab und zu kommen Tiere vorbei, die von meinen Hagebutten naschen...)

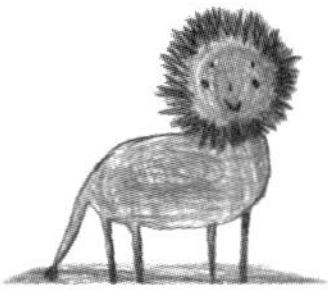

Schutzengel

Kinder und Jugendliche sind ausgeglichener, optimistischer und selbstsicherer, wenn sie davon überzeugt sind, in einem Kosmos zu leben, der es prinzipiell gut mit ihnen meint. Besonders für kleinere Kinder ist die Vorstellung von spirituellen Helfern tröstlich. Da sie allmählich lernen müssen, ohne die physische Nähe der Eltern zurechtzukommen, gelingt ihnen diese Unabhängigkeit leichter, wenn sie an die Existenz eines Schutzengels oder anderer hilfreicher Geister glauben können. Mit einem solchen Wesen können sie sich unterhalten und bei Stress Trost und Zuversicht finden.

Besonders hilfreich ist diese Vorstellung, wenn ich daran glauben kann, dass der Schutzengel

- mich liebt,
- an mich glaubt,
- mir treu zur Seite steht,
- bedingungslos zu mir hält,
- mich erfindungsreich begleitet,
- weiter voraussehen kann als ich selbst,
- mich anstachelt, immer wieder über meine Grenzen hinauszuwachsen und
- meine besten Seiten hervorlockt.

Anleitung

Stell dir vor, dass du einen Schutzengel hast, der dafür sorgt, dass du am Leben bleibst, wächst und lernst. Aber dieser freundliche Geist schenkt dir auch gute Gefühle, er macht dir Mut und freut sich mit dir, wenn dir etwas gelingt.

In gefährlichen Situationen hält er seine Hand beschützend über dich, sodass du dir sagen kannst: «Das ist noch einmal gut gegangen.»

Du kannst deiner Phantasie freien Lauf lassen und deinem Schutzengel eine Gestalt geben, die zu dir passt. Du kannst aus vielen verschiedenen Möglichkeiten wählen:

- ein Säugetier,
- einen Vogel,
- ein Tier aus dem Märchen, z. B. einen mutigen Drachen oder ein weises Einhorn,

- einen Engel, wie er in der Bibel beschrieben wird,
- einen weisen Mann oder eine weise Frau, von denen du in Sagen und Märchen gehört hast.

Du kannst eine solche Figur auch völlig frei erfinden.

Such dir ein paar Farben, die dir gefallen, und dann fang an, das Bild deines Schutzengels zu malen. (20 Minuten)

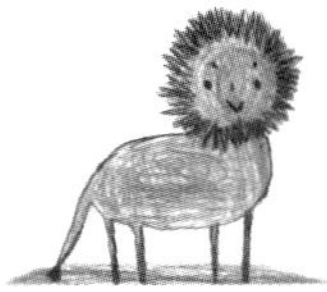

Tattoo

Kinder geben sich nicht mit den wissenschaftlichen Welterklärungen der Erwachsenen zufrieden. Sie ahnen, dass die Welt viel geheimnisvoller ist und dass wir vieles nur vermuten können, ohne es genau zu wissen. Darum lieben Kinder Fantasy-Geschichten mit ihren Gestalten von Magiern, Hexen, Geistern, Vampiren usw.

Kinder sind auch immer wieder fasziniert, wenn sie sich auf die eigene innere Welt konzentrieren können, auf ihre Tagträume und Phantasien. Als Erwachsene müssen wir ihnen helfen, Respekt vor dem eigenen Unbewussten zu entwickeln. Ihre inneren Stimmen helfen den Kindern, ihre eigene Weisheit zu entwickeln.

Die folgende Übung gestattet den Kindern einen kurzen Blick in ihr schöpferisches Unbewusstes. Die Bilder machen neugierig, und sie werfen Fragen auf, die nicht im Handumdrehen beantwortet werden können.

Die Struktur der folgenden Imagination lehnt sich an ein berühmtes literarisches Vorbild an, an Kafkas «Verwandlung».

Anleitung

Mach es dir auf deinem Platz bequem und schließ die Augen. Atme ein Mal langsam aus.

Stell dir vor, dass du eines Morgens aufwachst. Du gönnst dir noch einen Moment Ruhe, um von der Nacht zum Tag zu gelangen, dann gehst du ins Badezimmer, um zu duschen. Du legst dein Nachtzeug ab und entdeckst an irgendeiner Stelle deines Körpers etwas Überraschendes: Du siehst zu deinem Erstaunen ein Tattoo. Du hast keine Ahnung, wie diese Tätowierung auf deine Haut gekommen ist.

- Wo siehst du dieses Tattoo?
- Wie sieht es aus?
- Was sagt dir das Tattoo?

Diese Fragen sollen dich begleiten, wenn du gleich langsam die Augen öffnest, dir ein Blatt Papier nimmst und ein Bild von deinem Tattoo malst. Wenn dein Bild fertig ist, kannst du dir einen schönen Titel dazu einfallen lassen.

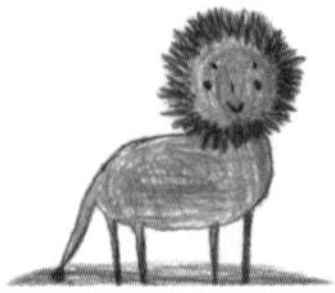

Neues Leben, neues Karma

Wir können nicht wissen, ob es ein Leben nach dem Tode gibt, aber die Beschäftigung mit dieser Frage ist hilfreich. Sie macht uns toleranter und weiser. Kinder und Jugendliche beschäftigt diese Frage ebenfalls.

In der folgenden Imagination benutzen wir die Vorstellung von der Wiedergeburt, um Wünsche und verborgene Ziele an die Oberfläche zu bringen. Die Kinder müssen ihre Intuition ins Spiel bringen, um die gestellte Aufgabe zu bewältigen.

Anleitung

Stell dir vor, dass du nach deinem Tod eine Zeit lang im Reich der Schatten herumwanderst, um dich von den Anstrengungen deines Lebens zu erholen.

Nach einiger Zeit erfährst du, dass du jetzt wieder eine feste Gestalt annehmen darfst. Dafür haben die Menschen den Ausdruck Reinkarnation erfunden, der auf deutsch Wiedergeburt bedeutet.

In welcher Form möchtest du gern wiedergeboren werden:

- Wärst du gern ein Mensch? Und wenn ja, was für ein Mensch wärst du gern?
- Wärst du lieber ein Tier? Welches würde dir gefallen?
- Vielleicht möchtest du eine Pflanze sein? Welche Pflanze wäre das?
- Oder wärst du am liebsten ein Fahrzeug? Welches würdest du gern sein?

Wenn du weißt, wer oder was du im nächsten Leben gern sein möchtest, dann male ein Bild von dir in deiner neuen Gestalt.

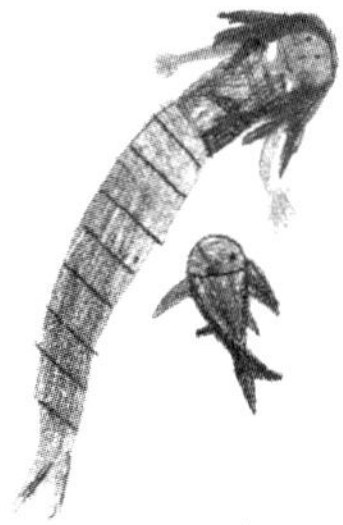

KAPITEL 2
ÄRGER, ZORN UND WUT

Ärger, Zorn und Wut sind problematische Gefühle, weil sie in unserer Kultur als störend angesehen werden. So kommt es leicht dazu, dass derjenige, der diese Gefühle empfindet oder ausdrückt, sich schuldig fühlt und dass sich derjenige, gegen den sich diese Gefühle wenden, verletzt und unter Umständen ebenfalls schuldig fühlt. Wenn wir Ärger, Zorn oder Wut zeigen, so treten wir damit für unsere Rechte ein und verteidigen unsere Grenzen: Wir setzen ein Stopp-Zeichen, das andeutet, bis hierher und nicht weiter.

Kompliziert wird der Umgang mit Wut dadurch, weil er oft die Kehrseite von positiven und liebevollen Gefühlen darstellt: Am stärksten regen wir uns über die Menschen auf, die uns am nächsten stehen. Daher ist es wichtig, dass Erwachsene dem Zorn von Kindern mit wohlwollender Objektivität begegnen. Das Kind muss sicher sein, dass es mit seinen negativen Gefühlen wahrgenommen wird. Besonders kleine Kinder haben leicht den Eindruck, dass man sie nicht beachtet. Sie können ihren Protest und ihre Wünsche nicht immer mit der nötigen Klarheit ausdrücken. Gerade deshalb erwarten sie von uns Erwachsenen, dass wir uns Mühe geben, auch ihre unvollständigen und unklaren Botschaften zu entziffern. Kinder, die immer wieder erleben, dass sie nicht gehört werden und ins Leere sprechen, entwickeln in ihrer Enttäuschung und emotionalen Einsamkeit dann stärkere symbolische Aktionen wie z. B. Wutanfälle, bei denen sie sich auf den Boden werfen und hysterisch schreien.

Kinder, die sich gehört fühlen, sind dagegen überwiegend kooperativ. Ihnen liegt daran, mit den Erwachsenen gut auszukommen. Sie haben den Wunsch, gemocht zu werden.

Weil das kommunikative Klima gerade angesichts von aggressiven Gefühlen und plötzlichen Konflikten so wichtig ist, sollen im Folgenden die wichtigsten Regeln für gutes Zuhören skizziert werden:

1. Wenn wir den Eindruck haben, dass das Kind ärgerlich oder wütend ist, dann dürfen wir uns nicht zurückziehen. Wir bleiben in Verbindung mit ihm und bemühen uns sogar, den Kontakt zu verbessern. Wir lassen das Kind spüren, dass wir aufmerksam und präsent sind.

Wir geben ihm zu verstehen, dass wir den Ausdruck von Ärger für vollständig natürlich halten – ein emotionales Recht für einen jeden.

2. Wir begeben uns auf dieselbe Ebene, auf der das Kind ist. Wenn das Kind steht, stellen wir uns zu ihm. Wenn das Kind am Boden sitzt, setzen wir uns, wenn möglich, zu ihm. Wir begegnen ihm mit freundlicher Ruhe.
3. Wir geben dem Kind zu verstehen, dass wir gehört haben, was es mitteilen will: Wir wiederholen kurz und knapp seine Botschaft. «Max hat dich mit der Schaufel gehauen.»
4. Wenn wir etwas nicht verstanden haben, sollten wir für Klarheit sorgen und nicht so tun, als ob wir Gedanken lesen könnten.
5. Ganz wichtig ist der Tonfall. Wir sprechen in normalem und freundlichem Ton. Wir vermeiden es, als Richter aufzutreten. Wir machen uns auch nicht über das Kind lustig oder geben ihm zu verstehen, dass sein Ärger unangebracht ist.
6. Da das Kind aufgeregt ist, ist es wichtig, dass wir uns leicht verständlich ausdrücken.
7. In dieser Situation kommt es darauf an, dass wir die verbalen und nonverbalen Botschaften des Kindes aufmerksam entgegennehmen.
8. Wichtig ist auch, auf inquisitorische Fragen zu verzichten. Besonders wenig nützlich sind Warum-Fragen. Wir versuchen es stattdessen mit einem vorsichtigen Test: «Du bist jetzt sicher enttäuscht.»
9. Wenn Kinder wütend sind, erheben sie leicht ihre Stimme. Sie drücken sich dann nicht sehr diplomatisch aus und verstärken ihre Botschaften durch Übertreibung. Sie haben ja den Wunsch, dass ihre Botschaft ankommt. Darum sollten wir als Erwachsene großzügig sein und uns nicht darüber beklagen, dass sich das Kind im Ton vergreift. Wir dürfen nicht zu hohe Erwartungen an die geistigen Fähigkeiten eines aufgeregten Kindes haben.

Wenn wir Kindern helfen wollen, ihren Zorn konstruktiv zu nutzen, dann müssen wir uns immer vor Augen halten, dass die aggressive Energie des Zorns dem Kind helfen kann, seine Persönlichkeit zu spüren, seinen Willen zu artikulieren und für seine Interessen einzutreten. Damit diese wichtigen Ziele erreicht werden können, müssen wir das Kind dabei unterstützen:

1. den eigenen Ärger zu bemerken: «Ich bin wütend!»;
2. seinen Ärger zu akzeptieren: «Es ist normal, ab und zu wütend zu sein.»;

3. verschiedene Möglichkeiten zu entdecken, wie es seinen Zorn ausdrücken kann, indem es die Situation und die Interaktionspartner einbezieht: «Ich bin enttäuscht und wütend, dass du mich nicht in deine Mannschaft gewählt hast.»

Schritt für Schritt sollte das Kind lernen, anderen zu vergeben, über deren Verhalten es sich geärgert hat. Parallel dazu sollte das Kind die Bereitschaft entwickeln, Bedauern auszudrücken und sich zu entschuldigen, wenn es durch sein Verhalten andere verletzt oder verärgert hat. Diese beiden Verhaltensweisen helfen dem Kind, gestörte Beziehungen wieder zu normalisieren.

Vergebung ist ein anspruchsvoller seelischer Vorgang, der dazu beitragen kann, dass Kinder Einfühlungsvermögen entwickeln, Mitgefühl und Großzügigkeit. Vergebung bietet die Möglichkeit, dass Kinder ihren natürlichen Egoismus nach und nach in altruistisches und soziales Verhalten umwandeln.

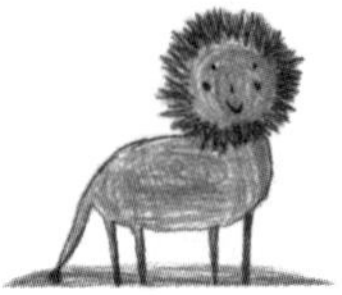

Kritzelbilder

Dies ist eine ganz einfache Aktivität, die hilft, Gefühle von Ärger oder Wut zu bemerken und auszudrücken. Wir schlagen dies allerdings nicht für eine Situation vor, in der Wut spontan empfunden wird, sondern wir schauen zurück und konzentrieren uns auf eine Situation in der Vergangenheit.

Anleitung

Manchmal kommt es vor, dass uns etwas auf der Seele liegt: Ärger, Enttäuschung, Zorn. Vielleicht hatten wir keine Gelegenheit, diesem Gefühl genug Beachtung zu schenken. Das können wir jetzt tun.

Denk zurück an eine Situation aus den letzten Tagen, als du dich geärgert hast. Nimm ein großes Stück Papier und lege Ölkreiden bereit. Such dir eine Kreide mit einer Farbe, die dir gefällt. Nimm sie in die Hand, mit der du gewöhnlich nicht schreibst. Fang an, auf das Papier zu kritzeln, zu malen und wenn du willst, kannst du auch Wörter schreiben. Denk nicht darüber nach, was du darstellen willst. Stell dir einfach vor, dass deine Hand deinen Ärger versteht und ihm hervorzukommen hilft. Dort auf dem Papier kann sich der Ärger sicher austoben, laut und leise sein, langsam und schnell, zart und kräftig. (3 Min.)

Nun bleib noch eine Weile still sitzen. Wie findest du das Bild, das du gemalt hast?... Was würde der Ärger, um den es geht, zu deinem Bild sagen?... Welche Gedanken gehen dir jetzt durch den Sinn?...

Nimm eine andersfarbige Ölkreide und schreibe auf dieselbe Seite oder auf die Rückseite des Blattes, was dir dazu einfällt.

Prüfe nun, ob du dich ein wenig erleichtert fühlst. Vielleicht kannst du jetzt freier durchatmen... Vielleicht ist dir jetzt etwas leichter ums Herz... (3 Min.)

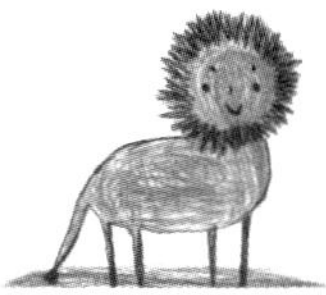

Ärger und Wut

Manche Kinder genießen es, wenn sie ihr Herz vollständig ausschütten können. In unserem Fall geht es darum, alle Erinnerungen an Ärger und Wut aus den letzten Tagen auszuschütten und festzuhalten. Wir fordern die Kinder auf, an all das zu denken und all das zu skizzieren, worüber sie in den letzten Tagen und Wochen ärgerlich oder wütend waren.

Anleitung

Mach es dir auf deinem Platz bequem und schließ die Augen. Atme ein Mal langsam aus.

Du kannst gleich anfangen, in deinem Herzen aufzuräumen. Diesmal sollst du alle die Dinge finden, über die du in der letzten Zeit ärgerlich oder wütend warst. Vielleicht ist die Erinnerung noch sehr stark. Vielleicht hast du zu wenig darüber nachgedacht, was du das nächste Mal besser machen kannst, wenn dasselbe Problem wieder auftaucht.

Denk also an die letzten Tage zurück. Sei ganz behutsam, damit die Bilder in deinem Gedächtnis nicht weglaufen. Betrachte diese Erinnerungsbilder mit Geduld und Verständnis, denn du möchtest ja dafür sorgen, dass du es in Zukunft leichter hast. Und immer, wenn du dich an etwas Wichtiges erinnerst, was bei dir Ärger oder Zorn ausgelöst hat, dann schreib ein Stichwort auf oder male einen Teil dieser Begebenheit, damit du sie nicht vergisst.

Wenn du drei oder vier solcher Erinnerungen gefunden hast, dann fang an, sie alle zusammen in einem Bild festzuhalten. (2 Min.)

Achte bitte auf deine Gefühle, während du dein Bild malst: Bist du beim Malen ruhig oder aufgeregt? Zum Schluss kannst du deinen Schutzengel bitten, dir gute Ideen zu schenken, was du beim nächsten Mal anders machen kannst, damit du deine Ziele leichter erreichst und gar nicht erst wütend werden musst.

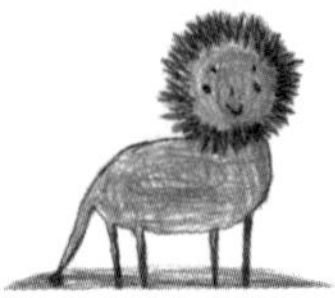

Abscheu

Aus Gründen, die Eltern und Erzieher selten verstehen, zeigen manche Kinder eine starke Ekelreaktion gegenüber bestimmten Speisen und Getränken.

Ein klassischer Fehler der Erwachsenen bestand lange darin, die Kinder zu zwingen, Speisen zu sich zu nehmen, gegen die sie heftige Abneigung oder sogar Ekel empfanden. Hier fehlte das Wissen, das uns heute zur Verfügung steht und das den Kindern recht gibt. Abscheureaktionen entstehen in den alten Teilen des Gehirns, auf die unser Bewusstsein keinen direkten Einfluss hat. Für unsere Vorfahren war die Ekelreaktion oft lebensrettend. Sie bewahrte Kinder und Erwachsene in vielen Fällen davor, giftige oder verdorbene Speisen zu sich zu nehmen.

Darum ist es heute eine gute pädagogische Regel, dass wir als Erwachsene die Abscheureaktion eines Kindes akzeptieren und damit ein klares Signal senden: «Ich freue mich, dass du gut auf dich aufpasst und darauf achtest, was dir bekommt und was dir nicht bekommt. Deine Ernährung ist so wichtig, dass du gut auf deinen Instinkt hören musst, der dir sagt, was dir schmeckt und was dir bekommt.»

Anleitung

Beginnen Sie positiv und machen Sie an der Tafel eine lange Liste von den Lieblingsspeisen bzw. Lieblingsgetränken der Kinder. Jedes Kind sollte eine Speise seiner Wahl beitragen.

In einer zweiten Runde haben die Kinder Gelegenheit, all die Speisen und Getränke zu nennen, die sie nicht mögen oder sogar verabscheuen. Manche Kinder haben selten Gelegenheit, Abscheu auszudrücken, besonders in Familien, in denen Ausdruck intensiver Gefühle unerwünscht ist. Die hier erteilte Erlaubnis stärkt das Selbstbewusstsein der Kinder, weil ihr Recht, Nein zu sagen, ausdrücklich betont wird.

In der dritten Runde beschäftigen sich die Kinder mit dem Gefühl des Abscheus selbst. Sie sollen verschiedene Gesichter zeichnen, die Abscheu und Ekel ausdrücken:

- Wie drücken die Erwachsenen in meiner Familie Abscheu aus? Durch ihre Mimik? Wie sieht das aus?
- Wie drückt ein Hund Abscheu aus?
- Wie drückt eine Katze Abscheu aus?

- Wie drückt ein Pferd Abscheu aus?
- Und zum Schluss der schwierigste Teil dieser Aufgabe: Wie drückt mein eigenes Gesicht Abscheu aus?

(Für diese letzte Aufgabe sollten Sie der Gruppe einen oder mehrere Handspiegel zur Verfügung stellen, mit denen die Kinder ihren eigenen Gesichtsausdruck überprüfen können.)

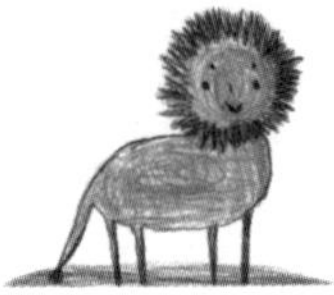

Ärger in der Schule

Leider reagieren viele Erwachsene überempfindlich, wenn Kinder Ärger zeigen, insbesondere Ärger ihnen gegenüber. Sie fühlen sich dann abgelehnt und versuchen, die Kinder so zu beeinflussen, dass sie ihren Ärger verstecken. Auf diese Weise entsteht eine Kultur, in der sich Ärger langsam ansammelt, um dann zu gegebenem Anlass hervorzubrechen.

Wenn wir toleranter wären und den Ärger der Kinder aushalten könnten, wäre das ein Schritt in die richtige Richtung, der zum Abbau allgemeiner Heuchelei beitragen könnte.

Anleitung

Die Kinder diktieren, was sie in der Schule nicht mögen, worüber sie sich ärgern, was sie nervt oder wütend macht. Der Lehrer schreibt entsprechende Stichworte an die Tafel oder auf Flip-Chart.

Anschließend wählt jedes Kind ein Ärgernis aus, das besonders negative Gefühle in ihm auslöst. Das Bild soll wie folgt gestaltet werden: Die Kinder zeichnen einen großen Kreis, und in diesen Kreis malen sie das Ärgernis. An die Peripherie des Kreises können kleine Skizzen gezeichnet werden, die das ärgerliche Ereignis näher beleuchten:

- Was geschah vorher?
- Was geschah nachher?
- Wie könnte man das Ärgernis vermeiden?
- Habe ich selbst den Wunsch, mich anders zu verhalten?

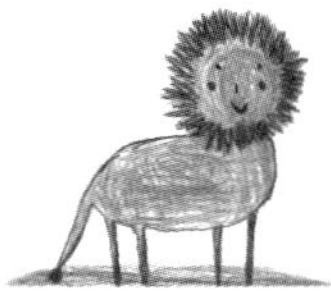

Der ärgerliche Lehrer

Ohne Zweifel kommen Lehrerinnen und Lehrer heutzutage häufig in Versuchung, sich zu ärgern. Man macht sie für vieles verantwortlich, was sie kaum ändern können. Und oft sind sie der Sündenbock. Viele Lehrer versuchen, den eigenen Ärger zu kontrollieren oder ganz zu verbergen. Doch für die Schüler ist es in der Regel hilfreich, wenn sie wissen, dass die Lehrerin/der Lehrer verärgert ist bzw. wenn sich der Ärger aufgelöst hat.

In dieser Übung können die Kinder ihre Empathie trainieren, indem sie auf den Gesichtsausdruck der Lehrerin/des Lehrers achten.

Anleitung

Sprechen Sie kurz über ihr Gefühlsleben:

- Auch Lehrer haben Gefühle...
- Lehrer kennen folgende positive Gefühle...
- Lehrer erleben folgende negative Gefühle...
- Schüler können die Gefühle des Lehrers erraten, wenn sie seinen Gesichtsausdruck studieren und auf den Klang der Stimme achten.

Die Kinder sollen drei Gesichter malen:

1. Die Lehrerin/der Lehrer ist heiter, gelöst, vergnügt...
2. Die Lehrerin/der Lehrer ärgert sich, aber versteckt dieses negative Gefühl...
3. Die Lehrerin/der Lehrer ärgert sich und zeigt offen seinen Ärger...

Anschließend dienen die Bilder der Kinder als Grundlage für eine Diskussion über Ärger.

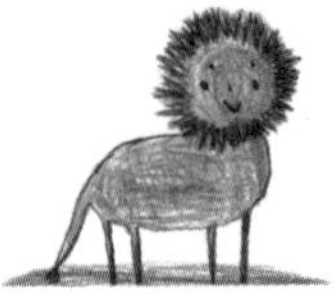

Polaritäten

Etwa mit vier Jahren ist das Kind in ruhigen Momenten in der Lage einzusehen, dass es für dieselbe Person, z. B. für Mutter oder Vater Liebe und Hass empfinden kann. Dieses Wissen ist jedoch nicht sehr stabil. Wenn eines dieser Gefühle sehr stark erlebt wird, vergessen wir allzu leicht, dass es das andere Gefühl auch in uns gibt und dass wir es ebenfalls brauchen. Ohne das negative Grundgefühl könnte sich niemand aus der emotionalen Nähe von Mutter oder Vater lösen und persönliche Unabhängigkeit entwickeln. Es bleibt uns nichts anderes übrig, als immer wieder neu die Koexistenz dieser beiden Gefühle anzuerkennen. In dieser Malaufgabe können die Kinder wählen, auf welches Grundgefühl sie sich konzentrieren wollen.

Anleitung

Geben Sie eine kurze Einführung und erläutern Sie, warum Menschen in engen persönlichen Beziehungen abwechselnd Liebe und Ärger, ja sogar Hass erleben. Nur auf diese Weise können wir eigenständig werden.

Die Kinder malen ein Bild, das sie selbst und einen Elternteil zeigt, also z. B.:

- Ich und Mutter...
- Ich und Vater...

Jeder kann selbst entscheiden, ob die beiden Personen im Augenblick eine harmonische Gefühlslage verbindet (Liebe) oder ob in der Situation eine negative Spannung herrscht (Ärger oder Wut).

Für die Darstellung wird wieder die Methode des «Circle drawing» angewendet. In den großen Kreis werden Kind und Elternteil hineingemalt. Dabei sollen Gesichtsausdruck und Körperhaltung der Figuren möglichst gut erkennbar sein. An die Peripherie des Kreises werden die Dinge gemalt, die den Kindern zu der Szene und dem dargestellten Grundgefühl einfallen. (10-15 Min.)

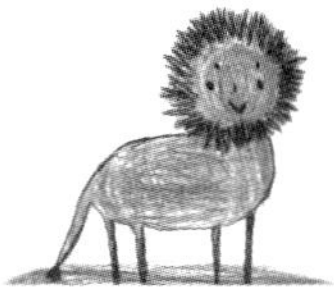

Mein Herz

Auch hier arbeiten wir mit der Polarität von Liebe und Hass. Beide Gefühle haben ihren Ursprung in unserem Gefühlszentrum, in unserem Herzen. Für die Kinder ist es wichtig, dass sie diesen Gegensatz akzeptieren lernen. Das ist die die beste Voraussetzung dafür, dass sie positive Gefühle erleben werden und auch von anderen geschätzt und akzeptiert werden.

Anleitung

Das Herz ist unser Gefühlszentrum, in dem wir Liebe und Hass für andere und für uns selbst empfinden:

- Unsere Gefühle sind wandelbar: Manchmal ist unser Herz liebevoll, manchmal ist es zornig.
- Es ist gut, wenn wir häufiger liebevoll sind und seltener zornig...
- Wenn wir das erreichen wollen, müssen wir wissen, was unser Herz liebevoll macht und was seinen Zorn hervorruft.

Dieses Thema wird die Kinder ein Leben lang begleiten. Wenn es ihnen gelingt, genügend «Herzintelligenz» zu entwickeln, dann fällt es ihnen leichter, stabile und wohltuende persönliche Beziehungen zu pflegen.

Um all das zu verdeutlichen, arbeiten wir mit der Symbolik des Herzens. Auf ein großes, leeres Blatt malen die Kinder ein großes, leeres Herz. Wenn die Kinder dann darangehen, das Herz auszugestalten, sollen sie dabei folgende Fragen stellen:

- Wie viel Raum nimmt die Liebe in meinem Herzen ein?
- Wie viel Raum nehmen Hass und Ärger in meinem Herzen ein?
- Wer hat alles einen Platz in meinem Herzen?
- Was macht mein Herz liebevoll?
- Was macht mein Herz zornig?

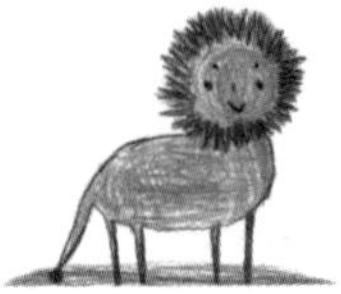

Das Herz der Eltern

Einem kleinen Kind erscheinen die Eltern als Urgewalten, die alles geben, aber auch alles nehmen können. Wenn die Kinder heranwachsen, haben sie die Aufgabe, die Eltern realistischer zu sehen. Nur dann können sie ihnen gegenüber Einfühlungsvermögen und Mitgefühl entwickeln. Erst dann verstehen die Kinder, welchen Einfluss sie selbst auf das Gefühlsleben der Eltern haben und wie sie diesen Einfluss konstruktiv nutzen können.

In dieser Malaufgabe können sich die Kinder mit den wichtigsten Emotionen der Eltern beschäftigen, nämlich mit Liebe und Zorn. Sie können üben, auch die empfindliche Seite der Eltern zu erkennen.

Anleitung

Jedes Kind soll sich entscheiden, wessen Herz es malen möchte: Das der Mutter oder das des Vater; Auch hier soll gezeigt werden, wie viel Raum die Liebe in diesem Herzen einnimmt und wie viel Raum der Zorn. Zusätzlich soll jedoch noch folgende Frage beantwortet werden:

- Wie viel Raum habe ich im Herzen von Mutter oder Vater?

Jedes Kind soll sich selbst in das Herz des Elternteils hineinmalen, so groß oder so klein, wie es vom eigenen Erleben empfunden wird.

Alles, was sonst noch eine Rolle spielt, was das Herz liebevoll oder zornig macht, kann um die Grenzen des Herzens herum aufgemalt oder aufgeschrieben werden.

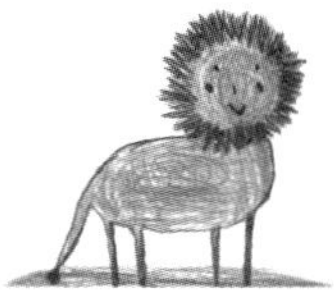

Verzaubern

Dies ist eine psychologische Methode, die Kindern helfen kann, aus Ärger und Wut kreative Energie zu entwickeln. Vielen Kindern fällt es schwer, ein plötzlich auftretendes Gefühl von Wut zu kontrollieren. Im schlimmsten Fall gehen sie auf ihren Kontrahenten los und fangen an, sich mit ihm zu prügeln. Was können sie tun, um ein explosives Gefühl schnell zu dämpfen? Es liegt nahe, sich des Märchens und der phantastischen Literatur zu bedienen und ein wirkungsvolles Zauberkunststück einüben. Sie machen dann dasselbe, was die Schamanen in vielen Kulturen praktizieren, indem sie die Energie ihres Geistes benutzen, um die Wirklichkeit aus einem anderen Blickwinkel zu betrachten. Das Rezept für diesen Trick ist sehr einfach:

- Nimm deinen «Feind», über den du dich gerade so sehr aufgeregt hast und konzentriere dich auf ihn. Atme ein Mal langsam aus und schwinge deinen Zauberstab. Berühre deinen Feind mit der Spitze des Zauberstabes leicht und verwandle ihn in ein Tier deiner Wahl. Beobachte sehr konzentriert, wie dein Feind die Gestalt dieses Tieres annimmt. Du wirst bemerken, dass dein Ärger dabei schwächer wird.
- Wenn dein Ärger so klein geworden ist, dass du wieder klar siehst, kannst du den Zauber rückgängig machen, indem du folgenden Spruch aufsagst: «Eins, zwei, drei, du bist frei!»

Die Kinder malen ein dreiteiliges Bild, das geeignet ist, diesen «Zaubertrick» in ihrem Verhaltensrepertoire zu verankern.

Anleitung

Die Kinder nehmen sich ein leeres DIN-A4-Blatt und legen es quer vor sich hin. Dann falten sie es in drei gleich große Abschnitte. (Hier sollte eine Skizze eingetragen werden.)

In Abschnitt 1 wird das Porträt von einer Person gemalt, über die ich mich leicht und häufig ärgere.

Bevor die Kinder das vorgesehene Bild in Abschnitt 2 malen, sollen sie sich mental darauf vorbereiten. Fordern Sie die Kinder also zu einer kurzen Imagination auf:

Mach es dir auf deinem Platz bequem und schließ die Augen. Atme ein Mal langsam aus. Stell dir vor, dass du irgendwo mit einem Menschen zusammen bist, über den du dich oft ärgerst. Wir wollen ihn hier deinen «Feind» nennen. Plötzlich tut er etwas, worüber du dich sehr ärgerst oder aufregst. Du musst jetzt aber nicht aufspringen, um dich auf deinen «Feind» zu stürzen, du greifst einfach neben dich und nimmst deinen Zauberstab in die Hand. Wer mit der Spitze des Zauberstabs ganz leicht berührt wird, verwandelt sich auf der Stelle in ein Tier deiner Wahl, dass sich dann in passendem Abstand zu dir hinsetzt. Aber du kannst das Tier auch freilassen und es auffordern zu verschwinden.

Beobachte konzentriert, wie dein «Feind» verzaubert wird. Vielleicht wunderst du dich sogar, welches Tier dir eingefallen ist. (15 Sek.)

Und nun atme ein Mal langsam aus und öffne die Augen. Male in den zweiten Abschnitt das Bild dieses Tieres. (10 Min.)

Wenn du dein Bild beenden willst, kannst du dich nun dem dritten Abschnitt zuwenden. Hier soll die Zauberformel stehen, mit der du das Tier zurückverwandeln kannst.

Entweder du schreibst: «Eins, zwei, drei, du bist frei!», oder du überlegst dir ein eigenes Geheimwort, mit dem du die Verwandlung rückgängig machen kannst. (3 Min.)

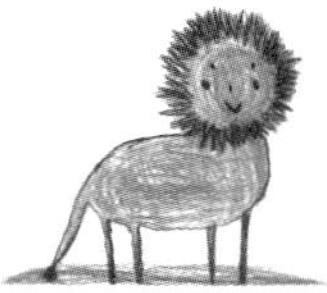

Ärger – innen und außen

Kinder und Erwachsene erleben immer wieder, dass sie eine Art Gefühlsfilter haben: Sie empfinden innerlich Ärger oder Wut, aber nach außen lassen sie das intensive Gefühl nur in einer schwächeren Dosis in Erscheinung treten. Das ist auch gut so, weil dieser Filter dazu beiträgt, dass Konflikte weniger eskalieren.

Es ist jedoch von großer Bedeutung, dass die Kinder diese Differenz spüren und beeinflussen können. Auf diese Weise erhalten sie eine gewisse Kontrolle über Ärger und Wut.

Bei dieser Malaufgabe sollen sie zwei Bilder malen: Das innere Erlebnis und den äußeren Ausdruck von Ärger und Wut.

Anleitung

Auf die Vorderseite eines leeren Blattes malen die Kinder ein Bild, das zeigt, was sie innerlich empfinden, wenn sie sich über einen ganz bestimmten Menschen ärgern. (10 Min.)

Dann wenden sie das Blatt und zeichnen auf die Rückseite ein Bild, das zeigt, wie sie sich verhalten, wenn sie diesen Ärger erleben. (10 Min.)

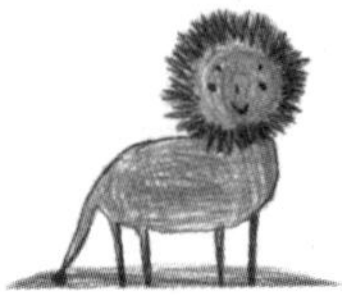

Der zornige Geist

Es gibt eine ganz natürliche Verbindung zwischen Ärger, Zorn und Wut und der Absicht, einen Übeltäter zu bestrafen bzw. sich an ihm zu rächen. Dahinter steckt die einfache Philosophie, dass böses Verhalten auch zu bösen Konsequenzen führen sollte. Diese moralische Logik finden wir in vielen Märchen, Sagen und natürlich auch in den Geschichten, die uns Kino und Theater zeigen. Für die Gewissensbildung der Kinder ist dieser Zusammenhang wichtig. In dieser Übung nähern wir uns dem Thema des Zorns und der Rache. Und wir bringen das Motiv von Verletzung und Strafe ins Spiel.

Anleitung

Erzählen Sie den Kindern den Anfang einer Geistergeschichte: Es war einmal ein Dorf, in dem die Menschen in Ruhe und Frieden ihr Brot verdienten, ihre Kinder großzogen und ab und zu zusammen feierten. Doch dann fiel ein Schatten auf dieses ruhige Leben. Jede Nacht erschien ein Geist und versetzte die Menschen des Dorfes in Angst und Schrecken. Wenn jemand allein durch die Straßen ging oder einsam im Bett lag, erschien plötzlich der Geist und machte ihm Angst. Manchmal vergriff er sich an Haus und Hof. Er warf Ziegel vom Dach, schlug Scheiben ein und manchmal zündete er sogar einen Schuppen an.

Die Menschen im Dorf suchten nach einer Erklärung. Warum versetzte der Geist sie in Angst und Schrecken? Immer häufiger stellten sie sich die Frage: «Was haben wir dem Geist angetan, dass er uns so übel mitspielt?»

Bitte nimm dir zwei leere Blätter und male zwei Bilder:

- Das erste Bild soll den zornigen Geist zeigen und was er anrichtet.
- Das zweite Bild soll zeigen, was die Menschen möglicherweise Böses getan haben und was den Zorn des Geistes geweckt haben könnte. Wofür will der Geist die Dorfbewohner bestrafen? (20 Minuten für beide Bilder)

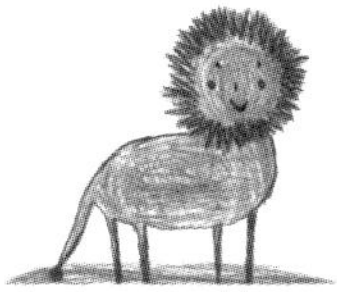

Ärger ausdrücken

Diese Übung kann dazu beitragen, dass Schimpfwörter und aggressive Äußerungen in der Gruppe abnehmen.

Anleitung

Gemeinsam stellt die Gruppe eine Liste von Schimpfwörtern zusammen. Betätigen Sie sich als Schreiber und deuten Sie auf diese Weise an, dass dieses Spiel mit dem Feuer innerhalb gebotener Grenzen verläuft. Immer ein Kind zurzeit kann einen Beitrag leisten.

In dem bildnerischen Teil der Übung entscheidet sich jeder für ein Schimpfwort. Die Entscheidung muss nicht begründet werden. Anschließend wird dazu ein Bild gemalt.

Nun kommt der komplizierte Teil der Übung. Jeder übersetzt sein Schimpfwort in eine Geheimsprache und notiert es auf fünf winzige Zettel, so klein es geht.

Wozu dienen diese Mikrogramme? Wenn ich sehr sauer bin, kann ich einen solchen Zettel dort liegen lassen, wo ich mich geärgert habe. Ich lasse damit zornige Energie aus meinem Herzen hinaus, damit ich mehr Platz habe für positive Energie.

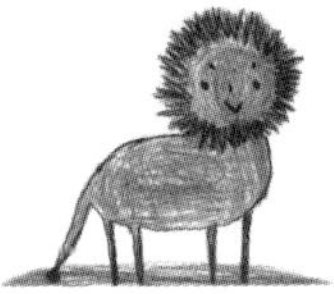

Teufel, Geister und Dämonen

Hier können die Kinder eine Reihe von Geistern erfinden und sie mit negativen Emotionen ausstatten. Anschließend bekommen sie die Aufgabe, die Unholde zu verwandeln. Wie mache ich aus einem wütenden Teufel einen guten Geist? Diese Szenen inspirieren die Phantasie und lassen sich wunderschön ins Bild setzen. Wir gehen dabei in drei Schritten vor.

Anleitung

1. Schritt: (Malen Sie nach den Vorgaben der Kinder, entweder an die Wandtafel oder auf Flip-Chart.) Die Gruppe erfindet drei aggressive «böse Geister» – Teufel, Dämonen, Riesen, Zyklopen usw. Jeder Dämon bekommt einen Namen. Die Kinder machen Vorschläge, wie die Gestalt aussehen soll, ihr Kopf, ihre Hände und Füße. (10-15 Min.)
2. Schritt: Jedes Kind wählt sich einen Teufel aus, den es verwandeln bzw. «erlösen» möchte. Dazu muss ein Heilmittel gefunden werden, das aus den negativen Emotionen positive Gefühle macht. Es ist die Aufgabe der Kinder, dieses Heilmittel im Bild darzustellen. (10 Min.)
3. Schritt: Jedes Kind malt ein Bild seines erlösten Teufels. Dabei steht es dem Kind frei, ob die neue Gestalt Ähnlichkeiten mit der Ausgangsfigur haben soll oder ob es etwas ganz Neues erschaffen will, z. B. aus einem Teufel einen Engel. Am Ende sollen die «erlösten» Geister einen neuen Namen bekommen.

Um die Arbeit zu krönen, kann am Ende eine «Parade der Geister» stattfinden. Zu Beginn bewegen sich die Kinder eine Minute lang als böse und wütende Unholde und anschließend nach ihrer Erlösung als erlöste Geister friedlich im Raum.

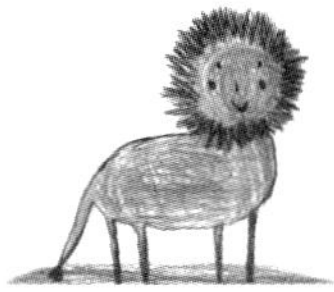

Die Tarnkappe

Ärger und Wut werden selten direkt ausgedrückt. Vermutlich hält uns die Furcht vor Vergeltung und einer Eskalation davor zurück. Man könnte also sagen, dass diese negativen Gefühle eine Tarnkappe tragen. Es ist die Aufgabe der Kinder, Wut oder Ärger bildnerisch darzustellen und durch eine Tarnkappe abzuschwächen oder zu verfremden. Die Tarnkappe kann ein Schleier sein, ein Vorhang, ein Nebel, eine Maske oder eine Kostümierung.

Anleitung

1. Die Kinder rufen sich Menschen ins Gedächtnis, die ihren Ärger und ihre Wut geschickt verbergen können. Sie versuchen eine Antwort auf die Frage zu finden: Warum tun sie das?
2. Welchen Menschen gegenüber riskiere ich selbst es, meinen Ärger deutlich zu zeigen? Welche Erfahrung habe ich damit gemacht?
3. Nach dieser Vorbereitung malen die Kinder ein Bild. Das Bild soll den Titel haben: Gefühl mit Tarnkappe: Ärger. Jedes Kind ist vollständig frei bei seiner Gestaltung.

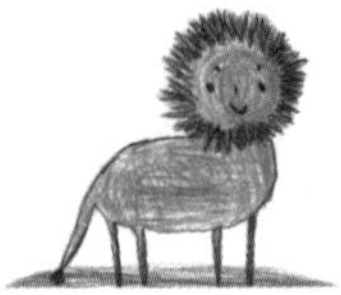

Ärger und Liebe

Ärger und Liebe sind zwei grundlegende Möglichkeiten, anderen zu begegnen. Die starken Differenzen zwischen beiden Gefühlen geben uns Beweglichkeit und Freiheit. Gleichzeitig stellt diese Polarität aber für viele Menschen eine lebenslange Schwierigkeit dar. Wie kann ich es schaffen, mich häufiger im Bereich der Liebe aufzuhalten und seltener im Reich des Ärgers?

Ärger führt dazu, dass wir uns verschließen, verteidigen, dass wir angreifen oder Racheakte planen. Liebe öffnet unseren Organismus und unseren Geist. Sie macht uns kreativ und großzügig; sie stärkt unsere Hilfsbereitschaft und manchmal unsere Opferbereitschaft.

Wir lenken die Aufmerksamkeit der Kinder auf diese Polarität und lassen sie mit der nicht dominanten Hand ein Porträt dieser beiden Emotionen malen.

Anleitung

1. Die Kinder denken zunächst über das Gefühl des Ärgers nach:
- Welche anderen Worte kennst du noch für dieses Gefühl?
- Wo empfindest du Ärger in deinem Körper?
- Wie atmest du, wenn du ärgerlich bist?
- Wozu ist Ärger vor allem gut?
- Wann ist Ärger eher überflüssig?
2. Reflektiere über das Gefühl der Liebe.
- Welche anderen Wörter kennst du dafür?
- Wo empfindest du Liebe in deinem Körper?
- Wie atmest du, wenn du liebst?
- Welchen Sinn hat die Liebe?
- Gibt es auch so etwas wie zu viel Liebe?
3. Auf einem großen Bogen Papier (DIN A3) soll mit der nicht dominanten Hand je ein Porträt von Liebe und Ärger gemalt werden. (10 Min.)
4. Anschließend soll jeder die folgende Frage beantworten: Wir erleben täglich einen Wechsel von Ärger und Liebe. Wir sind jeden Tag ca. 16 Stunden wach. Wenn wir über unsere Gefühlen entscheiden könnten, wie viele Stunden würdest du dann Liebe empfinden und wie viele Stunden für das Gefühl von Ärger reservieren wollen?

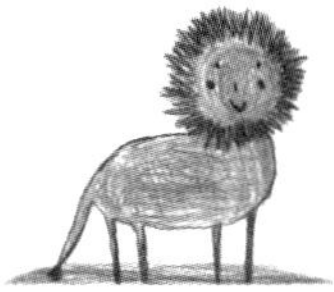

Boot im Sturm

Manchmal geraten wir im Leben in Situationen, wo es darauf ankommt, dass wir uns wehren, dass wir nicht aufgeben, dass wir kämpfen und den festen Willen haben, durchzuhalten, bis die Schwierigkeit vorbei ist. Wenn wir wachsam bleiben und uns nicht von unserer Angst überwältigen lassen, finden wir oft irgendetwas, das uns in dieser Notsituation helfen und retten kann. Entscheidend ist, dass wir optimistisch sind und mit Hilfe rechnen. Hier laden wir die Kinder zu einer kurzen Imagination ein und lassen sie anschließend das dramatische Geschehen durch ein Bild interpretieren.

Anleitung

Mach es dir auf deinem Platz bequem und schließ die Augen. Atme ein Mal langsam aus.

Stell dir vor, dass du nachts mit einem kleinen Boot auf dem Meer bist. Es ist pechschwarze Nacht, nur ab und zu siehst du zwischen den Wolken die Sterne und den Mond.

Ein Sturm kommt auf und heftiger Regen stürzt herab, sodass du nur durch einen Schleier von Wasser hindurch sehen kannst. Das kleine Boot rollt von einer Seite zur anderen und oft wird es von großen Wellen bedrängt. Um dich herum ist es vollständig dunkel.

Nach kurzer Zeit bist du durchnässt. Der Wind heult und raubt dir die letzte Wärme. Der Regen peitscht dir ins Gesicht. Ab und zu siehst du Schaumkronen auf den Wellen. Du spürst deine Erschöpfung und musst dich konzentrieren, um das Steuerruder fest in den Händen zu halten.

Dann siehst du ein helles Licht in der Ferne. Das muss ein Leuchtturm sein. Sein Lichtstrahl leitet dich durch die Nacht. Jetzt weißt du, wohin du das Schiff lenken musst. Du behältst den Leuchtturm fest im Auge, der allen Menschen auf See hilft, die ihren Weg suchen und die Hilfe brauchen.

Der Sturm wütet weiter, der Wind heult, der Regen strömt ohne Pause, aber die schwarze Nacht wird ab und zu vom Strahl des Leuchtturms erhellt. Während du selbst auf deinem kleinen Boot schwankend stehst, steht der Leuchtturm felsenfest und erfüllt seine Pflicht. Nichts kann ihn erschüttern.

Es scheint dir, dass etwas von der Ruhe und Kraft des Leuchtturms auf dich überströmt. Du weißt, dass du deinen Hafen erreichen wirst.

Und wenn du bereit bist, dann atme ein Mal langsam aus und öffne in deinem eigenen Rhythmus die Augen.

Nimm dir ein Blatt Papier und Ölkreiden und zeichne ein Bild dieser nächtlichen Bootsfahrt. Halte vor allem fest, was dich besonders beeindruckt hat. (15 Min.)

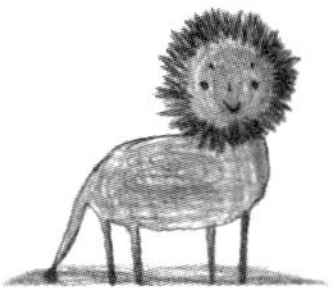

Gefangen

Auch hier bleiben wir bei dem Thema der Entschlossenheit, zu der eine gewisse Dosis Ärger nötig ist. Die Kinder haben Gelegenheit, ihre emotionale Belastbarkeit und ihre Widerstandskraft zu testen.

Anleitung

Wir beginnen mit einer kurzen Imagination und geben den Kindern dann Gelegenheit, Gefängnis und Ausbruch bildnerisch zu gestalten.

Mach es dir auf deinem Platz bequem, schließ die Augen und atme ein Mal langsam aus.

Stell dir vor, dass du auf einer Wanderung bist. Du bist den ganzen Tag sehr, sehr weit gelaufen. Darum bist du nun müde und erschöpft. Du legst dich unter einen Baum, um dich ein wenig auszuruhen und schläfst sofort ein. Als du nach einigen Stunden aufwachst, stellst du fest, dass man dich im Schlaf gefangen genommen hat:

- Wie ist es dazu gekommen?
- Wo bist du gefangen?
- In welcher Art Gefängnis steckst du?
- Was tust du, um aus dem Gefängnis auszubrechen?
- Wie geht dieses Abenteuer aus? (3 Min.)

Wenn du bereit bist, dann atme ein Mal langsam aus und öffne in deinem Rhythmus die Augen. Nimm ein Blatt Papier und male ein Bild von deinem Abenteuer. Vielleicht fallen dir beim Malen noch weitere interessante Ereignisse ein, die dieses Abenteuer für dich unvergesslich machen. (15 Min.)

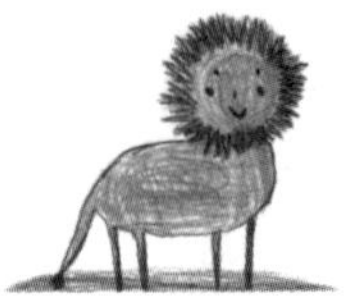

Mein Lieblingsfeind

Was ist ein Lieblingsfeind? – Lieblingsfeinde inspirieren uns, sie bringen uns zum Nachdenken, sie regen uns an, manchmal möchten wir sie imitieren, manchmal überholen, manchmal möchten wir ihnen gratulieren. In gewisser Weise sind es Rivalen; sie regen unsere Phantasie an, unseren Ehrgeiz, unsere Motivation. Bereits die Vorstellung vom Lieblingsfeind gibt unserem Denken neue Impulse. Mit Schwarz-Weiß-Denken können wir nicht erfassen, wofür ein Lieblingsfeind gut ist. Hier sollen die Kinder ein Doppelporträt von sich und ihrem Lieblingsfeind anfertigen.

Anleitung

Beginne damit, dass du einen großen Kreis auf dein Papier malst, schön gleichmäßig und rund. Dieser Kreis sagt: Hier wird etwas Wichtiges entstehen, hier wird etwas gezeigt, das Respekt verdient. Und wenn du gleich die Aufgabe hörst, wirst du mir zustimmen. Du sollst nämlich zwei Personen in diesen Kreis malen: dich selbst und deinen Lieblingsfeind. Man könnte auch Lieblingsrivale sagen. Es soll jedenfalls jemand sein, der ungefähr genauso gut ist, wie du selbst... Mal ist der eine weiter vorn, mal der andere... Ihr spornt euch gegenseitig an; manchmal versteht ihr euch gut und manchmal geht ihr euch auf die Nerven. Vielleicht entwickelst du beim Zeichnen des Bildes eine eigene Meinung dazu. (10 Min.)

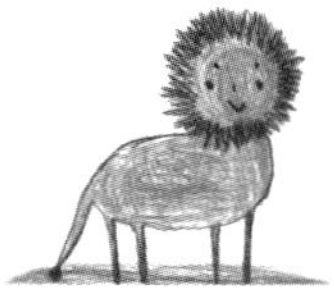

Emotionale Kontrolle

Für viele Kinder ist es schwierig, plötzlichen Ärger unter Kontrolle zu halten. Sie sind dann häufig in der Gefahr, etwas Unbedachtes zu tun oder zu sagen. Hier suchen wir nach einer Methode, wie wir in einer aufgeregten Situation schnell unsere Gefühle wieder unter Kontrolle bekommen können.

Wir laden die Kinder zu einer kurzen Imagination ein, die drei verschiedene, beruhigende Methoden zeigt. Die Kinder können herausfinden, welche dieser Methoden ihnen am besten gefällt.

Anleitung

Mach es dir auf deinem Platz bequem und schließ die Augen. Atme ein Mal langsam aus.

Stell dir vor, dass du in deiner Klasse bist. Du hörst, dass ein anderes Kind etwas Abfälliges über deine beste Freundin oder über deinen besten Freund sagt. Vielleicht handelt es sich sogar um eine handfeste Beleidigung.

Du ärgerst dich sehr darüber. Du würdest das betreffende Kind am liebsten schlagen, doch das würde dich in Schwierigkeiten bringen. Deshalb nimmst du dir vor, deine Wut zu zügeln. Du wendest als Erstes die Atemmethode an: Du atmest drei Mal sehr langsam aus. Dabei spürst du, wie sich das Gefühl des Ärgers verändert und kleiner wird. Anschließend bist du froh, dass du es geschafft hast, deine Gefühle zu bändigen. Du hast ihnen durch das langsame Ausatmen die Kraft genommen.

Nun möchte ich dir die zweite Methode zeigen, mit der du eine innere Aufregung beruhigen kannst: Denk bitte wieder an irgendetwas, was dich in Rage bringt. Und ehe du Öl ins Feuer gießt, probiere die zweite Methode aus: Stell dir vor, dass du mit deinen Händen von den Füßen bis zum Kopf über die Vorderseite deines Körpers gleitest, ohne dich dabei zu berühren. Du schenkst dir auf diese Weise selbst eine elektromagnetische Streicheleinheit. Achte darauf, was mit deinem Atem geschieht, was du in deinem Körper spürst, wie sich deine Hände anfühlen. Atme ein Mal langsam aus. Stell dir vor, dass dein ganzer Körper in diesem Augenblick wie Perlmutt glänzt...

Und ehe wir zur dritten Methode kommen, musst du dich noch einmal künstlich ärgern und aufregen. Wenn du deinen Ärger deutlich spürst, kannst du anfangen, ihn zu besänftigen: Sag dir im Stillen: «Du hast mir deinen Ärger angeboten, ich nehme ihn nicht an. Es soll dein eigener Ärger bleiben.» Spüre nun bitte, wie der Ärger auf dich zurollt, wie eine kleine Welle... Lass die Welle von dir abperlen wie Wasser von deiner Haut. Vielleicht bildet er eine kleine Pfütze zu deinen Füßen, aber die Wärme der Sonne lässt ihn verdunsten.

Wenn du Ärger mit Ruhe betrachtest, dann findet er nicht den Weg in dein Herz. Er muss sich dann eine andere Wohnung suchen.

Jetzt kennst du drei verschiedene Methoden, um zur Ruhe zu kommen, wenn du innerlich aufgeregt bist. Merk sie dir gut und wenn du bereit bist, dann atme ein Mal langsam aus und öffne in deinem eigenen Rhythmus die Augen.

Nimm dir dann ein Blatt Papier und male ein Bild, dass dich in einer Situation zeigt, wo du sehr aufgeregt bist und es trotzdem schaffst, deinen Ärger unter Kontrolle zu halten. (15 Min.)

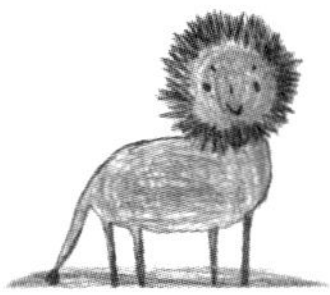

Weißt du, was Wut ist?

Wir geben den Kindern Gelegenheit, sich an Situationen zu erinnern, wo sie in der Gefahr waren, die Beherrschung zu verlieren und ihren Ärger oder ihre Wut ungebremst auszudrücken.

Oft wird die Wut dadurch verstärkt, dass wir uns unverstanden fühlen. Wir haben niemanden, mit dem wir über unsere Gefühle sprechen können. Dadurch fehlt uns die Gelegenheit, uns andere Reaktionen zu überlegen, wie wir unsere Empörung konstruktiver ausdrücken können.

In dieser Übung haben die Kinder Gelegenheit, eine Wutsituation kritisch darzustellen.

Anleitung

Manchmal erleben wir so viel Frustrierendes, dass ein einziger zusätzlicher Tropfen das Fass zum Überlaufen bringt.

Mach es dir auf deinem Platz bequem und schließ die Augen. Atme ein Mal langsam aus.

Stell dir vor, dass du in deiner Klasse schon lange das Gefühl hast, übersehen zu werden. Du glaubst, dass weder die Lehrer noch deine Mitschüler Interesse an dir haben. Die Bemerkung eines Mitschülers führt dazu, dass dein Geduldsfaden reißt. Er nennt dich eine Niete. Du wirst zornig, greifst dir ein paar Schultaschen deiner Klassenkameraden und kippst den Inhalt auf den Boden. In diesem Augenblick betritt die Lehrerin das Klassenzimmer und du findest wiederum kein Verständnis. Alles läuft so ab, wie du es erwartet hast – zur Schulleiterin... Bestrafung... Benachrichtigung der Eltern...

Atme ein Mal langsam aus. Jeder von uns ist auf seine Weise verletzlich und daher in der Gefahr, auf Verletzungen wütend zu reagieren. Lass dir irgendeine Situation einfallen, wo du dich so verletzt fühlst, dass du wütend wirst. Das kann eine Situation sein, die du genau so erlebt hast, es kann aber auch eine Situation sein, die du dir ausdenkst. (15 Sek.)

Atme ein Mal langsam aus, und wenn du bereit bist, öffne langsam die Augen. Du sollst nun von einer solchen schwierigen Situation ein Bild malen. Nimm dir ein Blatt Papier und zeichne darauf einen großen Kreis. Male in die Mitte des Kreises ein Bild, das dich zeigt, vielleicht vor einem Wutanfall, vielleicht während eines Wutanfalls. An den Rand des Kreises kannst du alles malen, was zu deiner Wut beiträgt – Verletzungen, Demütigungen, Treulosigkeiten, Verrat, Beschimpfungen, Respektlosigkeiten...

Lass dir für dein Bild eine Viertelstunde Zeit.

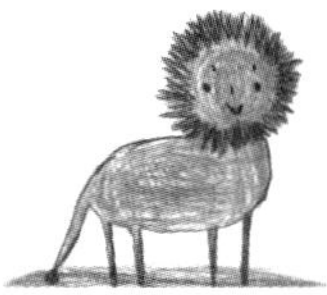

Eine Beleidigung

Kinder sind durch Beleidigungen leicht zu treffen. Besonders wenn sie emotional isoliert sind, wenn sie keine klaren Ziele haben und bisher wenig nachhaltige Erfolgserlebnisse hatten, können verbale Angriffe im Handumdrehen eine emotionale Krise auslösen.

Hier wollen wir den Kindern eine Vorgehensweise zeigen, wie sie vermeiden können, dass ihre Verletzung und der dadurch ausgelöste Zorn zu einer Eskalation führen.

Anleitung

Mach es dir auf deinem Platz bequem und schließ die Augen. Atme ein Mal langsam aus.

Stell dir vor, dass du mit anderen Kindern zusammen bist. Plötzlich hörst du, wie ein anderes Kind dir ein Schimpfwort zuruft. Irgendeine Beleidigung, eine Herabsetzung, die dich verletzt.

Vielleicht sind es auch dein Bruder oder deine Schwester, die dich auf diese Weise angreifen – mit welchen Worten könnten sie dich treffen?

Vielleicht kommt der Angriff auch von einem Freund oder von einem Fremden, der Spaß daran hat, andere zu verletzen. Mit welchen Worten könnten sie dich beleidigen? Wie würdest du diese Verletzung spüren? Würdest du sie als Schlag in den Magen empfinden... als Stich ins Herz... als Gefühl der Hitze, die dein Gesicht verbrennt...?

Wie könntest du dich bei einer solchen Gelegenheit schützen? Kennst du eine Methode, wie du deine Gefühle unter Kontrolle bringen kannst...?

Ich möchte dir eine ganz einfache Methode empfehlen, die sehr wirksam ist: Du atmest ein Mal, nach Möglichkeit sogar drei Mal langsam, ganz langsam aus. So entspannst du dich und gibst deinen Gefühlen das Signal, ganz ruhig zu bleiben. Du bist schließlich nicht in Lebensgefahr.

Wenn du wieder ruhig geworden bist, kannst du dir verschiedene Fragen stellen:

- Warum hat dieses Kind gerade dieses Schimpfwort für dich ausgesucht?
- Warum will das Kind dich verletzen?

- Kann es sein, dass es sich ablenken will von eigenen unangenehmen Gedanken und Gefühlen?
- Manche greifen andere an, wenn sie sich selbst klein und unbedeutend fühlen.

Und wenn du bereit bist, dann öffne langsam deine Augen. Nimm dir ein Blatt Papier und male ein Bild zu dieser Situation. Das Bild soll dir helfen, bei solchen Angriffen später das Richtige zu tun. (15 Min.)

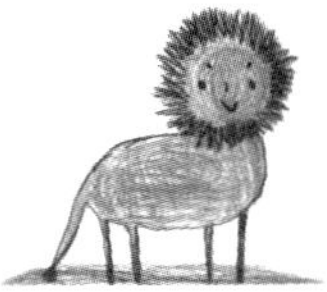

Das Krokodil

Für viele Kinder ist es ein wichtiges Lernziel, kontrolliert aggressiv zu handeln. Sie müssen lernen, sich abzugrenzen, Nein zu sagen, die eigenen Wünsche zu formulieren, andere in ihre Schranken zu verweisen, für Ziele zu kämpfen usw. Das Krokodil ist dafür eine schöne Metapher. Im ersten Teil der Übung dürfen sich die Kinder kreativ bewegen, dann können sie ihr Krokodil in verschiedene Sphären loslassen.

Anleitung

Von Krokodilen können wir lernen. Sie sind geduldig, sie sind selbstbeherrscht und schnell und sie werden respektiert.

Steh von deinem Platz auf und beginne herumzugehen... Stell dir vor, dass du ein Krokodil bist... dass deine Arme das gewaltige Maul bilden... Zeige der Welt deine Kraft, deine Krokodilintelligenz, deine Fähigkeit zur Selbstbeherrschung... (3 Min.)

Kehre nun wieder auf deinen Platz zurück und nimm ein großes Blatt Papier. Male einen großen Kreis, der das ganze Blatt ausfüllt und male dich als Krokodil in die Mitte des Kreises. Hilf dem Betrachter, das Krokodil zu verstehen, indem du die Gedanken des Krokodils in ein paar Sprechblasen ausdrückst. An den Rand des Kreises kannst du all die Menschen malen, für die sich das Krokodil interessiert: Menschen,

- die das Krokodil erschrecken möchte...
- denen das Krokodil Respekt beibringen möchte...
- denen das Krokodil einen Denkzettel verpassen möchte...
- die das Krokodil am liebsten fressen würde...

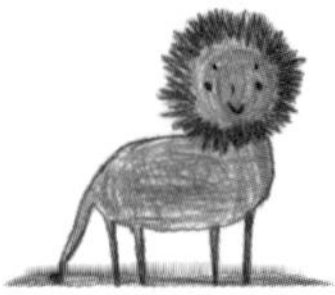

Der Vampir

Für etwas ältere Kinder bietet der Vampir eine schöne Metapher für intensiven Kontakt, bei dem aggressive und liebevolle Energien miteinander verschmelzen. Der Vampir bietet die spielerische Möglichkeit, dass die Kinder sich dem ernsten Thema von Ärger und Wut humorvoll annähern können. Die neue Perspektive kann ausschlaggebend sein für ein neues Verhaltensmuster.

Anleitung

Mach es dir auf deinem Platz bequem und schließ die Augen. Atme drei Mal langsam aus.

Stell dir vor, dass du mitten in der Nacht aufwachst. Plötzlich spürst du, dass du dich verwandelt hast und dass du zu jenen menschenähnlichen Geistern gehörst, die man als Vampire bezeichnet.

- Wie möchtest du als Vampir aussehen?
- Wie bist du bekleidet?
- Was machst du am Tag und was machst du in der Nacht?
- Wie oft musst du Blut trinken?
- Warst du schon einmal verliebt?
- Wie ist das ausgegangen?
- Möchtest du aus deinem Leben als Vampir erlöst werden und wie ist das möglich?

Und nun kannst du gleich dein Leben als Vampir noch eine Weile fortsetzen, wenn du ein Bild von dir als Vampir malst. Zeichne einen großen Kreis auf das Blatt und male dich und irgendein Opfer in das Zentrum. An den Rand des Kreises kannst du die Menschen malen, die ab und zu selbst Ähnlichkeit mit einem Vampir haben. Vergiss auch nicht jene Menschen aufzuführen, die du dir als Opfer vorstellen könntest.

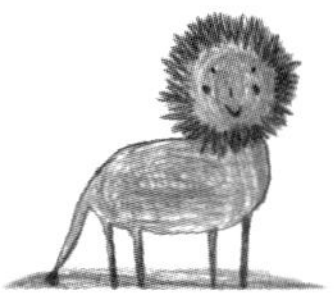

Zorn verwandeln

Gerade, weil Zorn zu unserem sehr alten psychologischen Programm gehört, kommt es darauf an, dass wir uns immer neue Möglichkeiten einfallen lassen, ihn zu gestalten. Je besser wir improvisieren können, desto größer sind unsere Chancen, aus einer schwierigen Emotion etwas Frisches und Konstruktives zu machen.

Hier zeigen wir den Kindern eine ungewöhnliche mentale Vorgehensweise.

Anleitung

Mach es dir auf deinem Platz bequem und schließ die Augen. Atme ein Mal langsam aus.

Nun denk an jemanden, über den du dich sehr aufregen kannst. Heute kannst du etwas Neues ausprobieren.

Atme deinen Zorn aus und sieh, wie daraus eine Wolke wird. Welche Farbe hat diese Wolke?...

Atme wieder langsam aus.

Beobachte, wie die Wolke vom Wind nach oben in den Himmel getragen wird und sich dort in einen Stern verwandelt.

Wenn du willst, kannst auch du in den Himmel aufsteigen und dir deinen Stern aus der Nähe ansehen. Kannst du irgendetwas Interessantes entdecken? Wie fühlst du dich hoch oben am Himmel und neben deinem Stern?

Wenn du genug gesehen hast, dann rutsche auf einem Lichtstrahl wieder auf die Erde herab.

Und nun atme noch ein Mal langsam aus.

Dieser Stern gehört dir ganz allein. Wenn du willst, wird er für dich leuchten. Und das Beste: Dieser Stern kann dein Glücksstern werden, der dafür sorgt, dass dein Leben interessant und erfreulich verläuft.

Was fühlst du im Augenblick?... (15 Sek.)

Und wenn du bereit bist, dann öffne die Augen und nimm dir ein Blatt Papier. Male ein Bild von dieser Verwandlung.

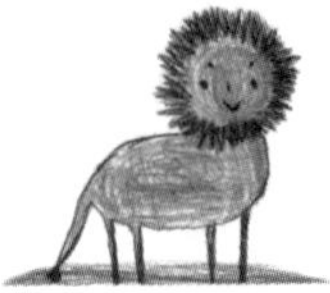

Ungerechtigkeit

Gerechtigkeit ist auch für Kinder ein wichtiges Prinzip. Wenn sie sich ungerecht behandelt fühlen, können sie sich sehr aufregen. Nach und nach müssen sie lernen, dass sie auch selbst nicht immer gerecht zu anderen sind.

Ungerechtigkeit stört unsere Beziehungen, doch es gehört zu den schwierigsten Aufgaben, mit denen jeder konfrontiert ist, einen eigenen Beitrag zur Gerechtigkeit zu leisten.

Anleitung

Mach es dir auf deinem Platz bequem und schließ die Augen. Atme ein Mal langsam aus.

Geh in der Phantasie nach Hause und stell dir vor, dass du ungerecht behandelt wirst.

- Wie kommt es dazu?
- Wer ist daran beteiligt?
- Was fühlst du und was machst du?

Atme ein Mal langsam aus. Gibt es noch andere Menschen in deiner Familie oder unter deinen Freunden, die sich ungerecht behandelt fühlen?

Aber die schwierigste Frage kommt erst jetzt. Gibt es jemanden, der sich von dir ungerecht behandelt fühlt?

Wenn du jemanden gefunden hast, kannst du deine Augen wieder öffnen und langsam ausatmen. Nimm ein Blatt Papier und male ein Bild über Ungerechtigkeit. Zeichne einen großen Kreis und male zwei Personen in die Mitte. Dich selbst und eine Person, von der du dich manchmal ungerecht behandelt fühlst. Und wenn du willst, kannst du auch die Person malen, die sich von dir ungerecht behandelt fühlt.

Wie wirkt sich diese Ungerechtigkeit aus? Was kannst du tun, damit es allen Beteiligten besser geht?...

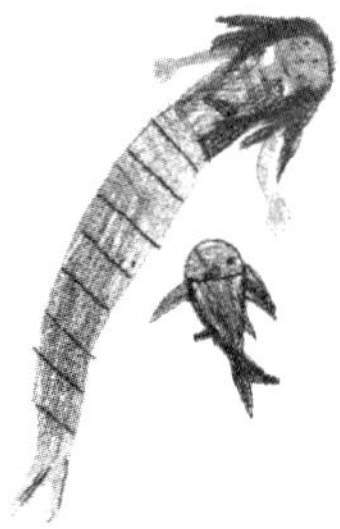

KAPITEL 3
ANGST UND SORGE

Angst und Sorge erleben Kinder wie Erwachsene immer von Neuem. Beide Gefühle können uns lähmen. Sie können uns die Kehle zuschnüren und unsere positiven Gefühle ersticken. Wir atmen nur noch flach und im Schlaf erleben wir Albträume. Unser Blutdruck steigt und unsere Verdauung kommt aus dem Rhythmus. Dann hindert uns unsere Aufregung daran, die Hinweise zu verstehen, die in unserer Angst stecken.

Im Idealfall nehmen wir unsere Angst zur Kenntnis und fragen uns: Was will die Angst mir sagen? Sie gilt immer der Zukunft. Dabei behandeln wir die Zukunft so, als ob wir wüssten, was uns erwartet. In Wirklichkeit gehört die Zukunft jedoch dem Schicksal, der Evolution oder Gott, und wir haben keine Möglichkeit herauszufinden, was geschehen wird. Im Kern ist Angst unsere Reaktion auf eine anstehende Veränderung. Angemessen zu reagieren, fällt uns leichter, wenn wir in der Lage sind, unsere Aufregung zu dämpfen. Erst dann sind wir auch in der Lage, unsere kreative innere Stimme zu hören.

Manche Kinder regen sich leicht auf und entwickeln dann starke Ängste. Sie müssen lernen, wie sie innere Ruhe finden und ihre Gefühle kontrollieren können. Dazu gehören zwei Einsichten:

- Jede Aufregung, jede Angst geht vorüber.
- Jeder kann selbst entscheiden, wie groß die eigene Aufregung oder Angst werden soll.

Als Eltern, Lehrer oder Therapeuten können wir den Kindern helfen, eine besonnene Haltung einzunehmen. Das gelingt uns leichter, wenn wir selbst Folgendes berücksichtigen:

- Wir versuchen nicht, das Problem für die Kinder zu lösen oder die Kinder für ihre Aufregung zu bestrafen.
- Wir kritisieren oder bestrafen das Kind nicht wegen seiner Aufregung.
- Wir verzichten auf Erklärungen, solange das Kind aufgeregt ist.
- Wir lassen uns nicht von der Angst des Kindes anstecken und bewahren die Ruhe.

Es gibt ein paar konstruktive Möglichkeiten, wie wir unsere innere Ruhe bewahren bzw. wie wir dem Kind helfen können:

- Ich atme drei Mal langsam aus und entspanne mich dabei.
- Ich zähle langsam bis zehn und gewinne die Klarheit des Denkens zurück.
- Ich halte inne und gönne mir eine Pause, um über meine Möglichkeiten nachzudenken.
- Ich sage mir, dass der Gefühlssturm des Kindes vorbeigehen wird.
- Dem Kind signalisiere ich: «Lass uns zusammenhalten. Ich möchte dir helfen.»
- Ich sorge für Beruhigung, indem ich langsam und ruhig spreche.
- Wenn ich merke, dass ich dennoch aufgeregt bin, sollte ich das dem Kind mitteilen: «Ich brauche ein paar Minuten, um mein inneres Gleichgewicht wiederzufinden.»
- Ich vermeide negatives Denken und drücke stattdessen Zuversicht aus.

Die folgenden Übungen sind darauf ausgerichtet, dass die Kinder innerlich zur Ruhe kommen. Der kürzeste Weg dazu ist die Entwicklung von Achtsamkeit. Dabei konzentrieren wir uns auf den Augenblick, darauf, was wir gerade fühlen und denken.

Die Methode der Visualisierung hilft den Kindern, sich zu konzentrieren und ihr Problem aus einer anderen Perspektive zu betrachten, die ihnen sagt: Probleme lösen sich auf. Vorwürfe helfen nicht. Ich darf Fehler machen. Hindernisse können überwunden werden.

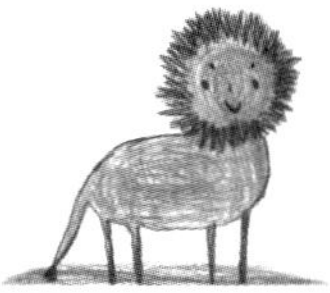

Die Angst als Tier

Wir können starke Angst abschwächen, indem wir zwei Dinge tun:

1. Wir bemerken die Angst und erkennen ihre Existenz an.
2. Wir entwickeln ein Bild von der Angst und stellen dabei fest, dass wir sie in unserer Vorstellung verändern können.

Das ist die Voraussetzung dafür, dass auch unser Körper die Angstsymptome verändern kann: z. B. sind wir dann in der Lage, wieder ruhiger und tiefer zu atmen.

Anleitung

Erinnere dich an eine Situation, in der du dich sehr aufgeregt hast und große Angst hattest. Erinnere dich auch daran, wie du in einer solchen Situation atmest, wie sich deine Schultern und dein Gesicht anfühlen.

Wenn du in einer solchen Situation bist, kannst du dir vorstellen, dass du das Gefühl, das du gerade erlebst, auf einer Leinwand oder auf einem Bildschirm siehst. Du kannst dir sogar vorstellen, dass du dieses Gefühl als ein Tier siehst, als einen Fisch, einen Vogel oder als ein Säugetier.

Dann schau genau hin, wie das Tier aussieht, wie groß oder wie klein es ist. Bemerke, welche Farbe das Tier hat und wie es sich bewegt.

Und wenn du das Tier eine Weile beobachtet hast, kannst du dir vorstellen, dass du ein paar Schritte zurückwillst und das Tier aus einem größeren Abstand betrachtest.

Was passiert, wenn du weiter und weiter zurückgehst? Wird auch die Angst kleiner? Wie geht es dir, wenn du bemerkst, dass du Macht über dein Gefühl hast? (Pause)

Nimm nun ein Blatt Papier und male das Tier, das du gesehen hast. Entscheide selbst, wie groß das Tier bzw. die Angst sein soll. Bemerke, dass du entscheidest, was mit deinem Gefühl geschieht.

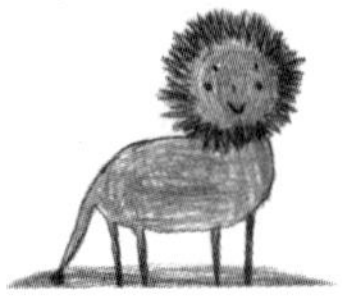

Mein Gefühl als Farbe

Manchen Kindern fällt es leichter, negative Gefühle zu projizieren. Vielleicht ist es für sie erschreckend zu bemerken: Meine Angst ist riesengroß. Für diese Kinder ist die folgende Imagination hilfreich.

Anleitung

Stell dir vor, dass du dein liebstes Kuscheltier bei dir hast. Was müsste passieren, damit das Kuscheltier Angst bekommt: ein lautes Gewitter... eine Tür, die zugeschlagen wird... irgendein Kind, das dich anschreit?... Und nun stell dir vor, dass das Kuscheltier große Angst bekommt. Stell dir vor, du malst dein Gefühl auf ein Blatt Papier. Welche Farbe würdest du der Angst geben? Kannst du dir vorstellen, dass du das Blatt größer machst und auch die Angst größer darstellst? Kannst du die Angst so groß machen wie ein Haus, wie ein Flugzeug, wie einen Berg?

Versuche nun, das Gefühl deines Kuscheltiers kleiner zu machen. Mach das Blatt kleiner und mach auch das Bild der Angst kleiner. Mach es so klein wie deine Hand, mach es so klein wie deinen Fingernagel, mach es so klein wie den Kopf einer Stecknadel.

Du siehst, du kannst die Angst deines Kuscheltiers verändern. Du kannst das Gefühl noch weiter verändern, wenn du eine andere Farbe nimmst. Welche Farbe müsstest du nehmen, damit dein Kuscheltier sich gut fühlt? Wenn du willst, kannst du das Gefühl auch verändern, indem du es mit einem beruhigenden Licht anstrahlst...

Lass alle Gefühle deines Kuscheltiers in deiner Phantasie größer oder kleiner werden. Du kannst auch aus unangenehmen Gefühlen angenehme Gefühle machen, nur mithilfe deiner Phantasie.

Und nun nimm dir ein wirkliches Blatt Papier und male verschiedene Gefühle auf. Vielleicht möchtest du dich auf zwei wichtige Gefühle konzentrieren: auf das Gefühl der Angst und auf das Gefühl der Freude.

Wenn du willst, kannst du diesen Gefühlen auch besondere Formen geben, die Form eines Berges, die Form einer Welle, die Form einer Kerzenflamme usw. (10 Min.)

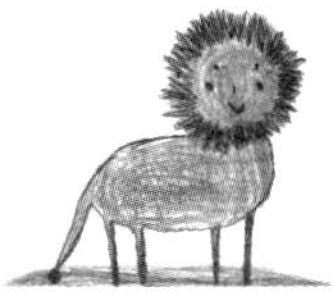

Der Stein in der Brust

Angst und Sorge gehören zu den besonders problematischen Gefühlen. Wenn sie längere Zeit andauern, rauben sie uns unseren Optimismus und lähmen unsere Lebenskraft. Darum ist es gut, wenn schon kleine Kinder lernen, wie sie auch mit ihren negativen Gefühlen konstruktiv umgehen können.

Es folgt eine Imagination, die uns hilft, Gefühle der Angst, der Enge, der Lähmung gegen Gefühle der Helligkeit, der Wärme, des Lebens auszutauschen.

Anleitung

Mach es dir auf deinem Platz bequem und schließ die Augen. Atme ein Mal langsam aus.

Stell dir vor, dass dir ein Stein in der Brust liegt. Du atmest nur noch flach, du bist bedrückt, deine Gefühle sind düster, vielleicht empfindest du eine Mischung aus Angst und Trauer.

Du möchtest diesen Stein loswerden.

Das kannst du auf folgende Weise erreichen: Streck beide Hände nach der Sonne aus und lass sie von der Sonne richtig warm werden...

Sorge dafür, dass sich beide Hände mit dem Licht der Sonne füllen...

Stell dir nun vor, dass du mit deinen Händen voller Sonnenlicht ganz vorsichtig und langsam die Muskeln in deiner Brust ein bisschen auseinander ziehst, sodass du leichter atmen kannst.

Stell dir auch vor, dass du den Stein in deiner Brust jetzt mit deinen Sonnenlicht-Händen packst und weit weg wirfst.

Nun hast du Platz zum Atmen, Platz für gute Gefühle.

Atme ein Mal langsam aus.

Ganz sanft kannst du nun die Muskeln massieren, dort wo der Stein gelegen hat.

Stell dir nun vor, dass sich deine ganze Brust mit dem goldenen, warmen Licht der Sonne füllt. Diese Wärme kannst du auch in deinem Herzen spüren. Ganz vorsichtig breitet sich ein neues Gefühl in dir aus, das dir sagt: Es ist schön zu leben. (Pause)

Wenn du bereit bist, dann öffne die Augen, nimm ein Blatt Papier und male ein Bild, das dich daran erinnert, wie du dich von Angst und Sorgen befreien kannst.

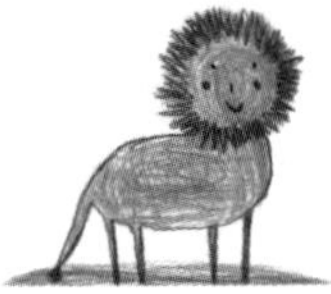

Mir geht es gut

Manche Sorgen haben die unangenehme Eigenschaft, sich zu vermehren. Wie das Glied einer Kette schließt sich eine Sorge an die vorangegangene Sorge an. Wenn wir uns an ein Missgeschick erinnern, dann fallen uns weitere vergangene und zukünftige Schwierigkeiten ein. Der Gedanke an Schwierigkeiten erzeugt Ängste, Traurigkeit, Scham, Mutlosigkeit usw. Aus einer solchen negativen Spirale müssen wir uns befreien, um unser altes Gleichgewicht wiedergewinnen zu können.

Die folgende Imagination hilft Kindern und Jugendlichen, eine negative Trance zu beenden und wieder optimistisch in die Zukunft zu sehen.

Anleitung

Mach es dir auf deinem Platz bequem und schließ die Augen. Atme ein Mal langsam aus.

Stell dir vor, dass du auf einer Brücke stehst, unter dir ein Fluss. Der Herbst ist gekommen, und die Blätter haben sich gelb und rot gefärbt. Du blickst in die Richtung, in die der Fluss fließt, und hörst dem Murmeln des Wassers zu.

Dies ist ein Ort, wo du deine Sorgen und Ängste loslassen kannst. Sie können wegfließen, wie das strömende Wasser unter dir. Und immer wenn eine Sorge durch deinen Geist zieht, kannst du dir vorstellen, dass sie sich in ein Herbstblatt verwandelt, das in den Fluss fällt. Schnell wird es von der Strömung fortgetragen und verschwindet bald aus deinem Gesichtsfeld.

Ruf dir alle deine Sorgen und Ängste ins Bewusstsein und lass sie sich in rote und gelbe Blätter verwandeln, die mit dem Fluss weit, weit wegschwimmen. Je mehr Blätter du auf die Reise schickst, desto besser geht es dir. Sag dir einfach: «Mir geht es gut. Ich fühle mich ganz ruhig.»

Beobachte das Wasser, beobachte die Bäume auf beiden Seiten des Flusses und atme die feuchte Herbstluft über dem Wasser ein. Und immer, wenn eine Sorge oder eine Angst sich meldet, dann mach ein Blatt daraus, das von der Strömung weggetragen wird. Jedes Mal kannst du dir dann sagen: «Ich bin entspannt, mir geht es gut.»

Wenn du bereit bist, dann öffne die Augen, nimm ein Blatt Papier und male ein Bild, das dich daran erinnert, wie du dich von Angst und Sorgen lösen kannst.

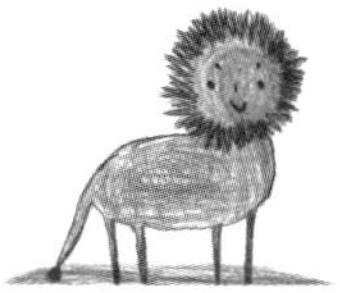

Der Löwe

Manchmal haben wir keine Zeit darüber nachzudenken, was uns unser Unbehagen, unsere Unsicherheit, unsere Angst mitteilen möchten. Wir wissen nur, dass diese Gefühle uns lähmen und behindern, sodass wir uns nicht auf die Gegenwart konzentrieren können. Dann ist es gut, wenn wir uns konstruktiv ablenken und die Angst durch ein Gefühl von Kraft und Mut ersetzen.

In der folgenden Imagination zeigen wir den Kindern, wie sie das bewerkstelligen können.

Anleitung

Mach es dir auf deinem Platz bequem und schließ die Augen. Atme ein Mal langsam aus.

Denk an die vergangenen Tage und Monate und erinnere dich an einen Augenblick, in dem du starke Angst erlebt hast. Ich will dir zeigen, wie du dieses Gefühl in deinem Bewusstsein löschen kannst. Du kannst dich dann später, wenn du wieder Ruhe und Zeit hast, mit diesem Gefühl beschäftigen und herausfinden, was die Angst dir mitteilen wollte.

Atme ein Mal langsam aus... Du gehst durch die Steppe auf der Suche nach dem König der Tiere.

Jenseits eines tiefen Grabens erblickst du ihn, einen starken, gesunden Löwen mit einer prächtigen Mähne. Stolz trägt er seinen Kopf hoch und wenn er auf und ab geht, dann siehst du die Kraft seiner Beine und Pranken.

Ab und zu verscheucht er die Fliegen mit der buschigen Quaste seines unruhigen Schwanzes.

Lass den Löwen nun stehen bleiben. Lass ihn dir direkt in die Augen schauen.

Höre gleichzeitig ein tiefes Grollen. Auf diese Weise begrüßt dich der Löwe. Kaum jemand kann sich vorstellen, dass dieser königliche Löwe vor irgendetwas in der Welt Angst haben könnte.

Und nun sei ein Augenblick dieser Löwe. Geh in seinen mächtigen Körper hinein und betrachte die Welt aus seinen Augen.

Bemerke, dass in diesem Moment alle Unsicherheit, alle Sorgen von dir abfallen. Wie gefällt dir dieses Gefühl? (Pause)

Behalte das Bild des Löwen in deinem Gedächtnis und seine Art, die Welt zu betrachten und zu atmen. Auf diese Weise kannst du dir Stärke verschaffen, auch wenn du in einer gefährlichen Situation bist.

Und wenn du bereit bist, dann öffne in deinem eigenen Rhythmus die Augen.

Nimm dir ein Blatt Papier und Ölkreiden und male ein Bild deines Löwen.

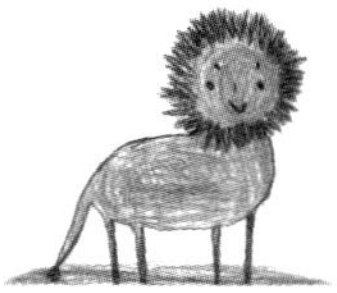

Der Sorgenstein

Auch hier verschaffen die Kinder sich einen Container für Angst und Sorgen. Chronische Sorgen können auf diese Weise abgeschwächt werden. Sie benötigen für dieses Kunstexperiment einen knapp faustgroßen Kieselstein, wie man ihn am Strand findet.

Anleitung

Lass dir irgendeine Sorge einfallen, die dich von Zeit zu Zeit bedrückt. Diese Sorge möchte beachtet werden, wie alle anderen Gefühle auch. Du kannst sie ernst nehmen, indem du gleich ein Bild malst, das zeigt, was du befürchtest, was dich belastet, worüber du dir Sorgen machst. (15 Min.)

Nun hast du deiner Sorge Beachtung geschenkt und später kannst du darüber nachdenken, was du mit dem Problem machen kannst, das dich belastet. Jetzt möchte ich dir eine Möglichkeit zeigen, wie du dich von der Unruhe, von Unbehagen und Mutlosigkeit befreien kannst.

Setzt euch in einen Kreis und schließt die Augen. Atmet ein Mal langsam aus und spürt euren Körper. Wir werden gleich diesen Kieselstein langsam von Hand zu Hand geben. Wer den Kieselstein gerade hält, der darf sich vorstellen, dass er all seine unangenehmen Gefühle von Angst, Sorge, Unsicherheit und Kummer in diesen Kieselstein hineinlegt. Wenn du den Kieselstein fest zusammendrückst, nimmt der Stein alle deine Sorgen in sich auf.

Lasst den Stein von Hand zu Hand wandern. Dabei wird er immer schwerer, weil immer mehr Sorgen und Ängste ihren Platz in ihm finden. Ich selbst werde beginnen und meine Sorgen in den Stein hineinlegen.

(Geben Sie den Stein nach links im Kreis weiter. Wenn der Stein einmal herumgewandert ist, öffnen die Kinder ihre Augen und jedes teilt mit, wie es sich jetzt fühlt.

Anschließend kann die Gruppe beraten, was sie mit dem Stein machen will – in der Erde vergraben, ins Wasser werfen, zwischen den Wurzeln eines Baumes ablegen.

Die Sorgenbilder können später besprochen und anschließend symbolisch in einem Lagerfeuer verbrannt werden.)

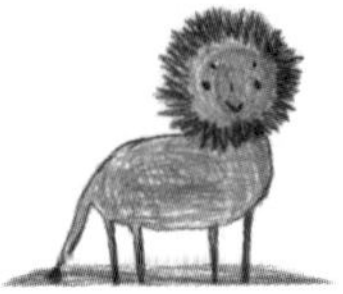

Der Ring des Pharao

Manche Kinder neigen dazu, Schuldige zu suchen, wenn sie Schwierigkeiten haben. Entweder sind es die anderen, die ihnen Schwierigkeiten bereiten, es ist das Schicksal oder, was noch schlimmer ist: Sie geben sich selbst die Schuld, weil sie schlecht sind, böse, kranke Gene haben oder aus problematischen Verhältnissen stammen. Solche Gedanken verschärfen jedoch unsere negativen Gefühle und damit unsere Probleme. Wenn wir uns Sorgen machen, dann hilft uns am besten ein klarer Kopf, etwas Weisheit und Optimismus. Dann können wir darüber nachdenken, wie wir aus unserem Dilemma herauskommen.

In dieser Imagination finden die Kinder einen Talisman, nämlich den Ring des Pharao. Wer diesen Ring trägt, hört auf, sich selbst oder anderen Vorwürfe zu machen. Aus dem alten Ring strömt Weisheit, die Voraussetzung für die Lösung aller Probleme.

Anleitung

Mach es dir auf deinem Platz bequem und schließ die Augen. Atme ein Mal langsam aus.

Geh auf die Reise zu den Weltwundern des Orients.

Lass dich zu einer uralten Pyramide führen und betritt allein die unterirdischen Kammern und Säle des alten Grabmals. Geh weiter bis in die Grabkammer des Pharao und finde hier seinen Ring, der magische Kräfte hat. Wer immer diesen Ring trägt, der ist ein Liebling der Götter und bekommt ihr wertvollstes Geschenk, das auch den Pharao ausgezeichnet hat: Besonnenheit und Weisheit. Wenn der Träger des Rings Schwierigkeiten hat, dann sucht er die Schuld nicht bei anderen, sondern er fragt sich: Was kann ich selber tun, um eine Lösung zu finden?

Berühre nun bitte den Finger, an dem du den Ring des Pharao tragen möchtest. Sieh ihn vor dir. Spüre ihn an deinem Finger und dreh ihn hin und her.

Spüre, wie aus dem Ring ein besonderes Gefühl zu dir strömt: das Gefühl der Ruhe, der Klugheit und der Kraft. Dieses Gefühl kannst du dir jederzeit verschaffen, indem du diesen Finger berührst und den Ring des Pharao in deiner Phantasie spürst. (Pause)

Und wenn du bereit bist, dann komm jetzt zurück und öffne langsam die Augen. Nimm dir ein Blatt Papier und Ölkreiden und male alles, was dir hilft, dich an den Ring des Pharao zu erinnern.

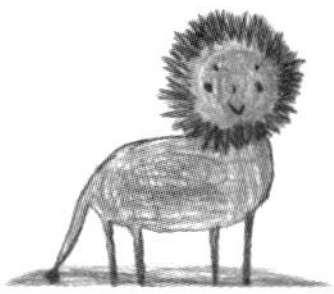

Macht und Ohnmacht

Negative Gefühle versetzen uns in eine Stimmung der Machtlosigkeit, während positive Gefühle Kraft, Frische und Vitalität schenken. Gefühle der Machtlosigkeit bremsen uns und zwingen uns zum Nachdenken, während Gefühle der Kraft uns Flügel verleihen und den Schwung, unserer Intuition zu folgen.

In dieser Übung fertigen die Kinder gemeinsam eine Collage an, in der sie all das unterbringen können, was sie in ihrer gegenwärtigen Lebenssituation stark oder schwach macht. Sie sind frei, alles darzustellen, was ihr Lebensgefühl beeinflusst: Personen, aber auch Gefühle, Erinnerungen, Hoffnungen, Aufgaben, Erfolge usw.

Bei dieser Übung arbeiten die Kinder als Gruppe zusammen. Sie benötigen dafür eine große Unterlage, auf der sie ihre Bilder aufkleben können.

Anleitung

Denk an alles, was dich stark macht und was dich schwach macht. Male kleine Bildchen zu diesen Dingen, die du nachher mit den Bildern der anderen zu einer Collage vereinen kannst. Du kannst dir dann überlegen, wo du deine Bilder aufkleben willst. Sprich dabei mit den anderen Kindern darüber, wie diese Collage zu einer guten Gruppenarbeit werden kann.

Versucht so zu arbeiten, dass ihr den Eindruck bekommt: Ja, wir fühlen uns stark und kreativ.

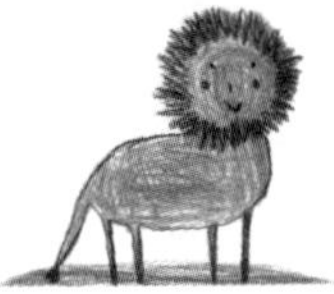

Sichtbare und unsichtbare Helfer

Die meisten Kinder haben irgendwelche Helfer, die sie unterstützen, materiell und ideell. Manchmal sind es Familienmitglieder, manchmal kommen die Helfer aus Schule, Therapie, Sportvereinen und staatlicher Fürsorge. Die Unterstützung wird dann besonders wirksam, wenn das Kind diese Hilfe gern annimmt und zu schätzen weiß. Dann entsteht ein positives Hintergrundgefühl, ein Teppich der Sicherheit, der die Härten des Lebens abfedern kann.

Anleitung

Nimm dir ein Blatt Papier und eine Schachtel mit Ölkreiden. Schreibe oben auf das Blatt das Thema: Meine sichtbaren und unsichtbaren Helfer. Dann zeichne einen großen Kreis, in dem alle Platz finden, die dir in irgendeiner Weise beistehen.

Zeichne dich in die Mitte, weil du der Empfänger der Unterstützung bist. Dann zeichne all die anderen Menschen in diesen Kreis, die dir beistehen und dir helfen, im Leben zurechtzukommen. Du kannst aber auch deine unsichtbaren Helfer zeichnen, von denen du dich unterstützt fühlst und die dir etwas bedeuten. Vielleicht Menschen aus deiner Familie, die schon gestorben sind, vielleicht Helden aus einem Buch, das du gerade liest, oder einen Schutzengel, der für dich da ist.

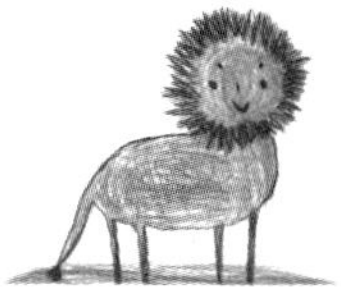

Wahre oder erfundene Helden

Kinder brauchen Vorbilder, die ihnen helfen, die Geheimnisse des Lebens zu enträtseln. Besonders schwierig sind Situationen, wo gleichzeitig zwei Gefühle auftreten. Manchmal benötigen wir Mut, haben aber Angst. Die Helden aus Literatur und Film, aber auch aus dem Familienkreis oder dem Sport zeigen den Kindern, wie man damit zurechtkommen kann. Besonders beeindruckend sind jene Vorbilder, die trotz großer persönlicher Schwierigkeiten den Mut aufbringen, Ungewöhnliches zu leisten.

Anleitung

Mach es dir auf deinem Platz bequem und schließ die Augen. Atme ein Mal langsam aus.

Stell dir vor, dass du in einem Bildband blätterst, in dem mutige Menschen abgebildet sind. Von manchen gibt es dort Fotos, von anderen Zeichnungen oder Gemälde und einige kommen dir ganz lebendig aus dem Buch entgegen. Jeder hat in seinem Heldenbuch Menschen, die ihn irgendwie faszinieren. Vielleicht siehst du Bilder von Batman oder von Buddha, von Jesus oder von Superman, von Mutter Theresa oder Pippi Langstrumpf. Aber vielleicht sind in deinem Bildband auch namenlose Helden abgebildet: Portugiesische Seeleute, die den Seeweg nach Indien entdeckten, Wikinger, die bis nach Amerika gelangten, griechische Schwertkämpfer, die zu Fuß bis nach Indien marschierten.

Wenn du willst, kannst du ein paar Seiten auch für Helden reservieren, die du dir ausdenkst und die alle die Charakterstärken haben, die du selbst einmal haben möchtest: Mut und Besonnenheit, Hilfsbereitschaft und Neugier, Kreativität und die Fähigkeit, andere zu begeistern.

Blättere in deinem Buch der Helden und bemerke, welche Menschen es dir besonders angetan haben. (1 Min.)

Wenn du bereit bist, dann öffne die Augen wieder. Nimm dir ein Blatt Papier und male den Helden, der dich besonders angesprochen hat. Male ihn von Kopf bis Fuß und lass dir Zeit dabei. Stell dir vor, dass beim langsamen Malen etwas von den Qualitäten deines Helden in deine Hand strömt und von dort in deinen Arm und in dein Herz und in deinen Kopf. Achte darauf, wie sich deine Stimmung verändert, wenn du die Verbindung zu deinem Helden immer deutlicher spürst. (15 Min.)

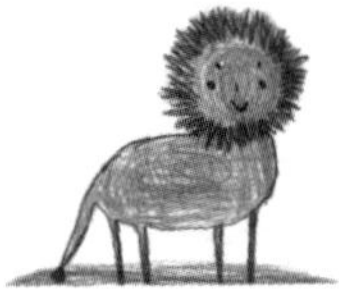

Magisches Totemtier

Tiere können therapeutisch wirken. Sie inspirieren uns und schenken uns positive Gefühle. Sie erinnern uns daran, dass wir ebenfalls ein Teil der Natur sind. Sie sind unsere nächsten Verwandten. Darum ist es verständlich, dass sie uns manchmal näherstehen, als viele Menschen. In vielen Stammeskulturen spielen die Tiere auch eine wichtige spirituelle Rolle. Sie wirken als Seelenführer, als Begleiter ins Jenseits, als Beschützer im Kampf. Sie begleiten uns im Lebenszyklus und vermitteln zwischen Göttern und Menschen.

In dieser Imagination können die Kinder ein Totemtier entdecken, das im Augenblick zu ihnen passt. Wir verbinden das Totemtier mit dem Erlebnis von Macht und Ohnmacht bzw. von Angst und Mut. Die Kinder können auf diese Weise erleben, dass sie in der Lage sind, ihre eigenen Gefühle zu verstärken oder abzuschwächen. Das Totemtier ist ihnen dabei behilflich.

Anleitung

Mach es dir auf deinem Platz bequem und schließ die Augen. Atme ein Mal langsam aus.

Stell dir vor, dass du dich irgendwo in der Natur verlaufen hast. Du wanderst über ein großes Feld und weißt nicht recht, in welche Richtung du gehen sollst. Du hast zwei Wünsche: Du möchtest wissen, was du hier entdecken kannst, aber du wünschst dir auch die Rückkehr in dein Zuhause.

Nach einiger Zeit hast du den Eindruck, dass du nicht mehr allein bist. Irgendetwas begleitet dich. Plötzlich weißt du, dass dies das magische Tier ist, das von nun an immer bei dir sein wird, wenn du das willst. Du drehst dich um und siehst dieses Tier. Vielleicht brauchst du eine Weile, damit es für dich sichtbar wird.

Höre, wie das Tier mit dir spricht. Es will dir helfen, selbstständiger und sicherer zu werden. Es will dir zeigen, wie du Angst aushalten und mutig werden lernst.

Unterhalte dich eine Weile mit dem Tier und wenn du magst, dann kannst du es später immer wieder herbeirufen. (1 Min.)

Und wenn du bereit bist, dann komm jetzt mit deiner Aufmerksamkeit hierher zurück und öffne die Augen. Nimm dir ein Blatt Papier und male dein magisches Totemtier. (10 Min.)

Wenn du deinen Namen auf deine Zeichnung geschrieben hast, kannst du dein Blatt in der Gruppe herumwandern lassen.

Jeder, der ein fremdes Blatt erhält, malt oder schreibt irgendetwas darauf, was zu dem Totemtier passt:

- ein kleines Symbol,
- ein Zauberwort,
- ein Versprechen,
- gute Wünsche,
- Worte der Anerkennung,
- ein kleines Bild von einem glücksbringenden Tier, einer Pflanze oder einem Stein. (10-20 Min.)

(Die Blätter sollen in der Gruppe herumgereicht werden, sodass jeder ein angereichertes Bild zurückbekommt. Das Bild kann später im eigenen Zimmer als Quelle von Inspiration und Mut aufgehängt werden.)

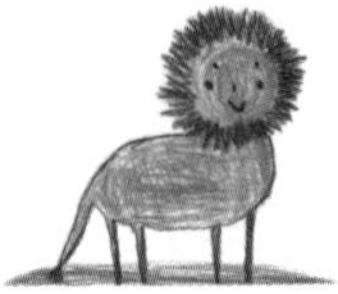

Der Stein der Weisen

Kleine Kinder verfügen über ungeahnte Weisheit, sofern sie von den Erwachsenen nicht eingeschüchtert werden. In dieser Imagination wandern die Kinder zum Stein der Weisen, um sich dort beraten zu lassen. Hier können sie jede Sorge, jede Angst offenbaren und sie bekommen hilfreiche Anregungen. Dabei sind sie selbst die Quelle der Einsicht.

Anleitung

Mach es dir auf deinem Platz bequem und schließ die Augen. Atme ein Mal langsam aus.

Konzentriere dich auf irgendeine Sorge, die dich bewegt, auf etwas, wovor du Angst hast. (Pause)

Leg diese Gedanken und Gefühle jetzt auf die Seite, nach rechts oder links, und mach dich auf den Weg in einen geheimen Garten. Das soll ein Garten sein mit einer kleinen Mauer, mit einer Pforte, die nur du kennst, ein Garten, gefüllt mit Blumen, Büschen und Bäumen und allen möglichen Tieren, die sich dort wohlfühlen. Wenn du willst, kannst du die Sonne scheinen und die Luft nach Gras und Blüten duften lassen.

Finde einen großen Stein mit einer glatten Oberfläche, auf der du bequem sitzen kannst.

Dies ist der Stein der Weisen. Du kannst ihn bitten, dir seine lange Lebenserfahrung, seine Willensstärke und Zuverlässigkeit zur Verfügung zu stellen. Mit ihm kannst du über jede Sorge, über jede Befürchtung oder Angst sprechen.

Der Stein wird dafür sorgen, dass du einen Schritt weiterkommst. Vielleicht hörst du ihn sprechen, vielleicht gibt er dir unhörbare Hinweise, worin die Lösung eines Problems besteht.

Du kannst immer hierher zurückkommen, wenn du Sorgen oder Ängste hast. Hier verstehst du, worauf es ankommt und was getan werden muss. Lass dir Zeit, damit sich der Stein auf dich einstellen kann. (1-2 Min.)

Und wenn du bereit bist, dann kannst du dich jetzt von dem Stein verabschieden und ihm danken. Öffne die Augen und male ein Bild, dass dich daran erinnert, dass du hier zu jeder Zeit Rat und Hilfe bekommen kannst. (15 Min.)

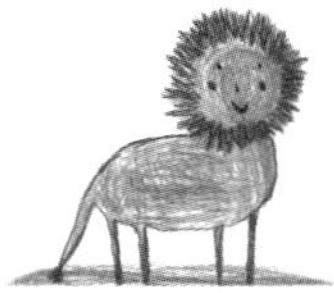

Sorgenmann

Wir müssen darauf achten, nicht nur die Schnelligkeit der Kinder zu trainieren, sondern sie auch in der Kunst der Langsamkeit zu unterweisen. In dieser Imagination können die Kinder Sorgen, Ängste und alles, was sie beunruhigt, einem Sorgenmann vortragen. Das ist eine archaische Figur, weiblich oder männlich, alterslos und vor allem gütig und weise.

Anleitung

Mach es dir auf deinem Platz bequem und schließ die Augen. Atme ein Mal langsam aus.

Stell dir vor, dass du einen großen Korb hast, in dem du deine Sorgen aufbewahrst, alles, was du fürchtest, was dir unheimlich ist, was dich erschreckt. Greif in diesen Korb und finde eine Sorge, die du in letzter Zeit häufiger hattest. Heute ist die Zeit gekommen, wo aus der Sorge vielleicht eine gute Idee wird.

Nimm nun die Sorge mit, wenn du auf deine Wanderung zum Sorgenmann gehst.

Der Sorgenmann lebt in der Tiefe des Waldes in einer Höhle, die im Winter Schutz vor der Kälte und im Sommer vor der Hitze gewährt.

Entdecke nach einiger Zeit den Eingang der Höhle und sieh eine menschliche Gestalt an einem gemütlichen Feuer sitzen.

Warte ab, bis die Person dich dazu einlädt, näher zu kommen. Frag sie, ob sie bereit ist, dich anzuhören.

Wenn du willkommen bist, dann sprich von der Sorge, die du mitgebracht hast und bitte um Hilfe.

Warte ab, was die Sorgenfrau oder der Sorgenmann sagt oder tut. Vielleicht erfährst du auch, dass ein einzelner Besuch nicht ausreicht, um den Knoten in deinem Schicksal zu lösen.

Und wenn du bereit bist, dann sag der Person Adieu und kehre hierher zurück.

Öffne langsam die Augen und male ein Bild von diesem Zusammentreffen. Male auch die Gestalt der Sorgenfrau oder des Sorgenmannes, damit es dir leichter fällt, sie oder ihn wiederzufinden.

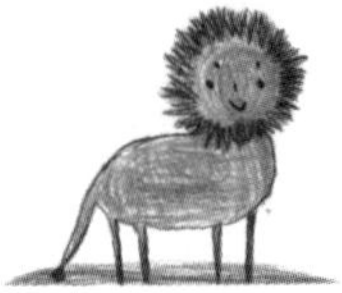

Ha!

Lachen gehört zu den wirksamsten Mitteln gegen starke Ängste. Niemand ist in der Lage, gleichzeitig herzhaft zu lachen und Angst zu empfinden. Aber auch die subtileren Formen des Lachens, das von Herzen kommende Lächeln bzw. das halbe Lächeln des Buddha nehmen unseren Ängsten die Spitze. In diesem Gruppenexperiment versetzen wir alle Kinder in eine Lachtrance, die erfrischend ist.

Anleitung

Die Kinder liegen im Kreis auf dem Boden. Jeder mit dem Kopf auf dem Bauch des Nachbarn.

Wenn alle ihren Platz gefunden haben, beginnt ein Teilnehmer und ruft laut: «Ha!» Das Kind, dessen Kopf durch diesen Schrei geschüttelt wurde, macht weiter und ruft zwei Mal: «Ha! Ha!»

Und so geht es weiter im Kreis herum. Jedes Mal wird ein «Ha!» dazugefügt.

Nach kurzer Zeit wird die Gruppe in ein unkontrollierbares Lachen ausbrechen.

Nach diesem Erlebnis können ältere Kinder ein Experiment machen. Sie zeichnen verschiedene Gegenstände des Alltags, aber so, als ob diese lächeln würden.

Jüngere Kinder können verschiedene menschliche Gesichter lächelnd abbilden: einen Clown, den Gruppenleiter, die Eltern und sich selbst.

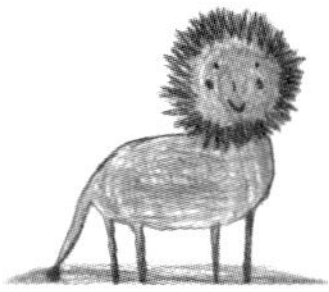

Der Fahrstuhl

Dies ist eine Methode der milden Selbsthypnose, durch die wir innere Aufregung, Panik und Angst schrittweise auflösen können.

Anleitung

Mach es dir auf deinem Platz bequem und schließ die Augen. Atme ein Mal langsam aus.

In der Phantasie kannst du gleich einen Fahrstuhl besteigen und alle deine Ängste auflösen. Und das Beste ist: Du brauchst dafür nur ein paar Augenblicke.

Stell dir vor, dass du im 15. Stock eines Hochhauses einen Fahrstuhl besteigst. Drück nun den Knopf mit dem Schild: Erdgeschoss.

Die Tür schließt sich und der Fahrstuhl schwebt nach unten. Du siehst auf dem Display die Zahlen der Stockwerke, an denen du vorbeifährst. Immer wenn du ein neues Stockwerk erreichst, leuchtet die entsprechende Zahl auf: 14, 13, 12, 11, 10, ... usw.

Und nun kommst du im Erdgeschoss an, die Tür geht auf und du verlässt den Fahrstuhl, frei von allen Ängsten.

Atme ein Mal langsam aus...

Jetzt fühlst du dich stark genug, um etwas zu riskieren. Du tust etwas, wovor du bis jetzt Angst hattest.

Was machst du? (Pause)

Und wenn du bereit bist, dann öffne jetzt die Augen, nimm dir ein Blatt Papier und male ein Bild, das dich daran erinnert, wie angenehm dich der Fahrstuhl von Angst und Sorgen befreien kann. (15 Min.)

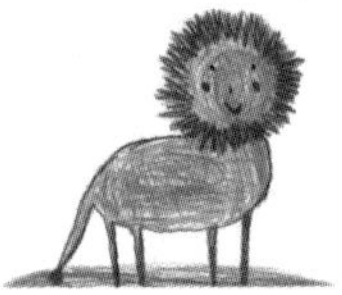

Das Netz der Angst

Manchmal reagieren wir auf eine bedrohliche Situation oder auf eine gefährliche Vorstellung mit einem akuten Angstanfall. Wir fühlen uns gelähmt, physisch und psychisch. Wir sind nicht mehr in der Lage, klare Gedanken zu fassen und zu überlegen, wie wir das zugrunde liegende Problem schrittweise lösen können. Die Hoffnung scheint uns verlassen zu haben und wir fühlen uns vollkommen hilflos.

Auch Kinder kennen solche Lähmungserscheinungen infolge von Angst. Darum ist es gut, wenn sie sich prophylaktisch damit beschäftigen, um im Ernstfall ihre Handlungsfähigkeit zu bewahren.

In dieser Imagination verwenden wir die Metapher des Netzes bzw. die Befreiung daraus.

Anleitung

Mach es dir auf deinem Platz bequem und schließ die Augen. Atme ein Mal langsam aus.

Greif nun in deinen Sorgenkorb und hol dir irgendeine Angst hervor. Das kann eine alte Angst sein, die du gut kennst und mit der du fertig geworden bist; vielleicht ist es eine Angst, die dich von Zeit zu Zeit befällt; vielleicht ist es auch die Angst vor einer Situation, die irgendwann eintreten könnte. Vielleicht fragst du dich z. B.: Was würde ich machen, wenn eine Jugendbande mir mein Handy abnehmen wollte?

Ich will dir eine Methode zeigen, mit der du deine Angst kleiner machen kannst, sodass du dich nicht hilflos und gelähmt fühlen musst. Diese Methode hat den Namen: Befreiung aus dem Netz der Angst. Sie wirkt in ein paar Sekunden.

Stell dir vor, wie das Netz der Angst sich dicht um dich herumwickelt. Du kannst dir Kraft verschaffen, indem du ein Mal langsam ausatmest. Beweg deine Ellenbogen und deine Knie hin und her, sodass das Netz zerreißt. Entferne die Reste des Netzes von deinem Körper und spüre, dass deine Angst in diesem Augenblick verschwunden ist.

Atme aus und sag im Stillen zu dir: «Ich bin frei.»

Und wenn du bereit bist, kannst du jetzt deine Augen öffnen. Nimm dir ein Blatt Papier und eine Schachtel mit Ölkreiden und male ein Bild, das dich daran erinnert, wie diese Methode der Befreiung funktioniert. (15 Min.)

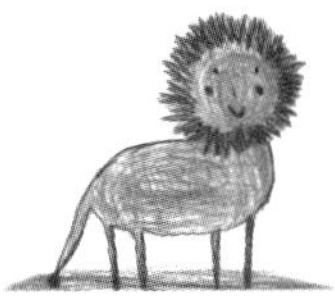

Drei Türen

Angst wirkt manchmal wie eine Narkose. Sie betäubt unsere positiven Gefühle und macht uns hilflos. Die Hilflosigkeit entsteht durch den Schock, wenn wir auf eine schwierige Situation nicht vorbereitet sind.

In dieser Imagination gehen wir in zwei Schritten vor: Wir lassen die Kinder durch sieben Türen schreiten. Dabei beruhigen sich ihre Gefühle, und im Zimmer des Schweigens entdecken sie etwas, was ihnen in dieser Notlage helfen kann. Wir provozieren ihre Intuition und Kreativität auf schonende Weise. Fast immer entdecken die Kinder einen nützlichen Tipp für die Lösung ihres Problems. Niemand kann sagen, was das sein wird. Es bleibt völlig individuell. Darin liegt die Stärke dieser Imagination. Mancher würde sagen, im Zimmer des Schweigens habe ich ein Geschenk meines Schutzengels gefunden.

Anleitung

Mach es dir auf deinem Platz bequem und schließ die Augen. Atme ein Mal langsam aus.

Greif in deinen Sorgenkorb und hol irgendeine Sorge oder Angst hervor, für die du noch keine Lösung gefunden hast. Denk daran, dass das langsame Ausatmen dein wichtigster Verbündeter ist, um deine Angst kleiner zu machen. Ich will dir gleich eine Methode zeigen, wie du deine Angst sehr viel schwächer machen kannst. Stell dir vor, dass du in einem Raum im Erdgeschoss eines prächtigen, alten Gebäudes stehst. Am Anfang spürst du, dass du in dem Zimmer nicht allein bist. Du spürst, dass deine Angst bei dir ist.

Wende der Angst den Rücken zu und geh nach rechts durch eine Tür in ein anderes Zimmer. Du weißt nicht, ob deine Angst im ersten Zimmer zurückbleibt. Geh ohne dich umzuschauen weiter durch die nächste Tür auf der rechten Seite und dann noch durch eine dritte Tür in ein weiteres Zimmer. Wenn es hier vollkommen still ist, dann hast du dein Ziel erreicht. Schau dich um und finde etwas, was für dich bestimmt ist und was dir helfen wird.

Vielleicht musst du aber auch noch durch weitere Türen gehen, um in das Zimmer des Schweigens zu gelangen. Dieser Weg hat sich für dich gelohnt. Hier ist deine Angst verschwunden, und du findest etwas, was dir als Geschenk des Himmels vorkommt. Vielleicht bist du überrascht, wie einfach alles ist.

Und wenn du dazu bereit bist, atme ein Mal kurz aus und öffne deine Augen. Nimm dir ein Blatt Papier und Ölkreiden und male ein Bild, das dich an dein Erlebnis erinnert.

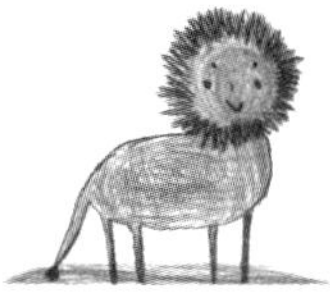

Der goldene Schlüssel

Auch hier verwenden wir eine Metaphorik der Befreiung. So können wir Gefühle der Lähmung und der Hilflosigkeit auflösen. Oft verbünden sich Angst und Sorgen mit Selbstzweifeln. Dann fällt es uns schwer, tatkräftig zu handeln.

In der folgenden Imagination geben wir den Teilnehmern einen goldenen Schlüssel, damit sie sich aus befreien können, wenn sie sich einmal gelähnt fühlen. Besorgen Sie, wenn möglich, kleine, goldfarbene Schlüssel. Diese können die Kinder dann als Talisman bei sich tragen.

Anleitung

Mach es dir auf deinem Platz bequem und schließ die Augen. Atme ein Mal langsam aus.

Greif nun bitte in deinen Sorgenkorb und hol dir eine Sorge hervor, eine Angst oder ein Empfinden von Hilflosigkeit. Du wirst gleich eine Methode kennenlernen, der wir den Namen geben wollen: Der goldene Schlüssel. Du kannst dein Gefühl und deine Stimmung vollständig verändern und dich hinterher viel freier fühlen. Dafür brauchst du nicht einmal viel Zeit.

Stell dir vor, dass du in einem Kellerraum eingesperrt bist. Wenn es dort dunkel ist, findest du ein Licht, das deine Umgebung erhellt.

Schau dich um und entdecke den goldenen Schlüssel, der die Tür des Kellerraums aufschließen kann.

Wenn du den Schlüssel gefunden hast, dann verlass den Raum und mach dich auf den Weg.

Behalte den Schlüssel bei dir, damit du in diesen Raum zurückkehren kannst, wenn du das möchtest.

In der Nähe findest du eine Treppe, die nach oben führt. Steig sie hinauf und endecke oben eine Tür. Öffne sie und tritt ins Freie, ins Licht, atme die Luft der Freiheit. Jetzt hast du deine Hilflosigkeit hinter dir zurückgelassen und fühlst dich stark.

Und wenn du dazu bereit bist, dann atme ein Mal kurz aus und öffne die Augen.

Nimm dir ein Blatt Papier und male ein Bild, das dich an dieses Abenteuer erinnert, damit du das Geheimnis des goldenen Schlüssels für immer in deinem Gedächtnis behältst.

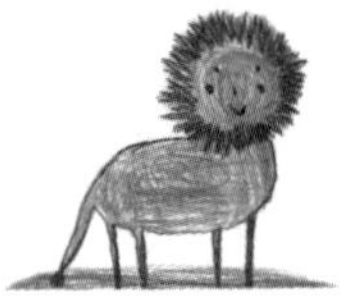

Das Versteck

Jeder kennt Situationen, in denen er gern unsichtbar wäre. Die Unsichtbarkeit schützt uns vor fremden Augen, vor Verfolgung und Angriffen. Bei Kindern ist dieses Bedürfnis oft stark ausgeprägt. Da sie sich Erwachsenen und älteren Kindern unterlegen fühlen, benötigen sie Verstecke, wo sie für sich sein können. Manchmal haben die Kinder sehr spezifische Gründe für den Wunsch, sich zu verstecken. Kinder, die das Opfer von Gewalt und Missbrauch wurden, benötigen diesen Schutz ganz besonders.

Anleitung

Mach es dir auf deinem Platz bequem und schließ die Augen. Atme ein Mal langsam aus.

Stell dir vor, dass du dir ein Versteck suchst, wo du dich sicher fühlst. Wähle ein Versteck, das niemand finden kann, es sei denn, du erlaubst es.

Wenn du willst, kannst du dir auch vorstellen, vor wem du dich verstecken möchtest.

Solltest du in der Wirklichkeit kein passendes Versteck haben, dann kannst du dir jetzt in der Phantasie ein gutes Versteck schaffen. (Pause)

Wenn du bereit bist, dann öffne jetzt die Augen. Nimm dir ein Blatt Papier und Ölkreiden und mal dich in deinem Versteck.

Und du kannst auch noch einen Zauberspruch erfinden, der dich vor Verfolgern schützt oder dich unsichtbar macht.

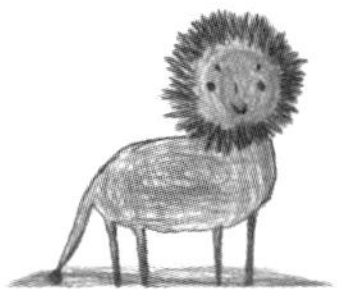

Im Rettungsboot

Wir versetzen die Kinder in eine imaginäre gefährliche Situation. Die Kinder können selbst testen, wie ihnen dabei zumute ist bzw. wie belastbar ihr Optimismus und ihr Überlebenswille ist. Gleichzeitig ist das eine Herausforderung für ihre Erfindungsgabe, die jeder braucht, wenn er auf dem Wasser in eine schwierige Situation gerät.

Anleitung

Mach es dir auf deinem Platz bequem und schließ die Augen. Atme ein Mal langsam aus.

Stell dir vor, dass du allein in einem Rettungsboot auf dem weiten Meer treibst. Wahrscheinlich bist du froh, dass du wenigstens in diesem Rettungsboot bist, und vermutlich hoffst du, dass du irgendwann gerettet wirst.

- Was findest du in dem Rettungsboot, das dir beim Überleben hilft?
- Wie ist deine Stimmung?
- Wie geht dein Abenteuer aus? (1 Min.)

Und wenn du dazu bereit bist, dann kehre mit deiner Aufmerksamkeit hierher zurück in die Sicherheit dieser Gruppe.

Atme ein Mal langsam aus und öffne die Augen. Nimm dir ein Blatt Papier und male das Abenteuer auf dem Meer.

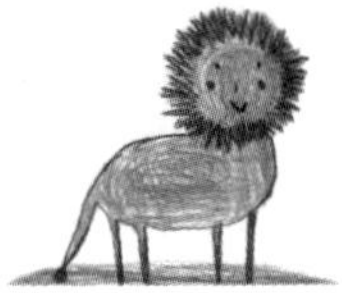

Im Wald verlaufen

Jüngere Kinder leiden von Zeit zu Zeit unter Trennungsängsten. Sie fürchten, die Eltern zu verlieren bzw. den Weg nach Hause nicht wiederzufinden. Diese Ängste sind tief verwurzelt. Als Erwachsener müssen wir diese Befürchtungen ernst nehmen und die seelische Widerstandskraft der Kinder stärken.

Anleitung

Mach es dir auf deinem Platz bequem und schließ die Augen. Atme ein Mal langsam aus.

Stell dir vor, du bist im Wald. Vielleicht hast du geheimnisvolle Geräusche gehört und bist aus Neugier immer tiefer in den Wald eingedrungen. Irgendwann beschließt du umzukehren, aber jetzt weißt du den Weg nicht mehr. Dort, wo du bist, ist kein Weg zu sehen. Du siehst nur die Fußspuren der Waldtiere.

- Wie fühlst du dich jetzt?
- Was könntest du tun?
- Wie soll dieses Abenteuer ausgehen? (1 Min.)

Und wenn du bereit bist, dann komm mit deiner Aufmerksamkeit hierher zurück. Hier weißt du genau, wo dein Platz ist.

Öffne die Augen, nimm dir ein Blatt Papier und male ein Bild von deinem Abenteuer im Wald.

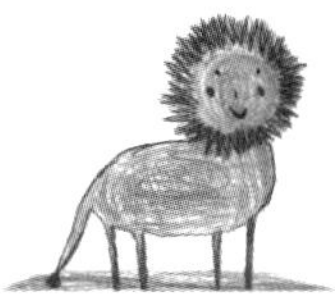

Angst im Film

Die Beliebtheit von Krimis oder von Horrorfilmen liegt zum Teil sicher daran, dass sie die innere Widerstandskraft der Zuschauer stärken können. Die Fähigkeit unseres Geistes und unserer Seele, auch ungewöhnliche Belastungen zu überstehen, wird in letzter Zeit aufmerksam untersucht. Die vielen traumatischen Ereignisse, die Menschen durchleben, haben die Frage aufgeworfen, wie viel Leid wir überstehen können und wie lange der Prozess der Heilung dauert. Alles deutet darauf hin, dass das menschliche Regenerationsvermögen stärker ist als oft angenommen. Das bedeutet, dass wir uns bis zu einem gewissen Grade innerlich auf Krisen vorbereiten können. Die zum Teil grausigen Ereignisse der Märchen haben vermutlich dieses Ziel gehabt.

In der folgenden Imagination geben wir den Kindern Gelegenheit, sich in der Phantasie mit angsterregenden Szenen zu konfrontieren.

Anleitung

Mach es dir auf deinem Platz bequem und schließ die Augen. Atme ein Mal langsam aus.

Stell dir vor, dass du dich heimlich in ein Kino geschlichen hast, in dem ein Film läuft, der nur für Erwachsene bestimmt ist. Gezeigt wird ein Film, in dem schreckliche Dinge passieren, die niemand erleben möchte. Den Zuschauern läuft es kalt den Rücken hinunter, und sie bekommen eine Gänsehaut. Mancher Zuschauer findet den Film so gruselig, dass er das Kino vor dem Ende der Vorstellung verlässt. Du hast dich entschlossen zu testen, wie viel Horror du aushalten kannst. Wenn es dir zu viel wird, kannst du ebenfalls rausgehen.

- Wovon handelt dieser Film?
- Was erleben die Menschen auf der Leinwand?
- Welche Ängste erleben die Zuschauer im Kino?
- Wann ist deine eigene Angst während des Films besonders stark?
- Wann ist sie eher gering? (1 Min.)

Und wenn du bereit bist, atme ein Mal langsam aus und komm mit deiner Aufmerksamkeit hierher zurück.

Öffne die Augen; nimm ein Stück Papier zur Hand und Ölkreiden und male ein Bild von diesem Kinobesuch. Du bist frei, was du darstellen willst und wie du das tun möchtest. (15 Min.)

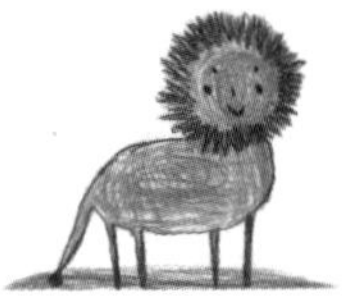

Ich bin krank!

Ernährungsindustrie und Informationstechnologie haben die Lebensbedingungen unserer Kinder dramatisch verändert. Viele Kinder bewegen sich zu wenig, spielen zu wenig im Freien und essen zu viel Fastfood. Eine Reihe von gesundheitlichen Störungen ist die Folge. Daher wird es wichtig, dass in Pädagogik und Therapie der Körper der Kinder mehr Beachtung findet, und auch die Kinder sollten früh eine reflektierte Haltung zum eigenen Körper entwickeln. Gesundheit und Krankheit hängen immer mehr auch vom Bewusstsein der Kinder selbst ab.

In dieser Imagination konfrontieren wir die Kinder mit einer imaginären Krankheit. Sie müssen sich mit dieser belastenden Situation auseinandersetzen. So wollen wir sie auf dieses Thema neugierig machen.

Anleitung

Mach es dir auf deinem Platz bequem und schließ die Augen. Atme ein Mal langsam aus.

Stell dir vor, dass du plötzlich krank geworden bist. Deine Krankheit ist so ernst, dass du nicht zur Schule gehen kannst und deine Eltern sehr besorgt sind.

- Wie zeigt sich diese Krankheit?
- Welches sind die Symptome?
- Wie kam es dazu?
- Brauchst du einen Arzt?
- Wie lange wird sie andauern?
- Wie fühlst du dich, wenn du krank bist?
- Wie kannst du deinen Körper unterstützen, wieder gesund zu werden?

Lass dir eine Weile Zeit, um den Verlauf deiner Krankheit zu beobachten. (1 Min.)

Und wenn du bereit bist, dann atme ein Mal langsam aus. Komm mit deiner Aufmerksamkeit hierher zurück und fühle dich von Kopf bis Fuß gesund.

Öffne langsam die Augen und male dann ein Bild von den Erlebnissen, die du während dieser Phantasiereise hattest.

Gib dem Bild anschließend einen passenden Titel. (20 Min.)

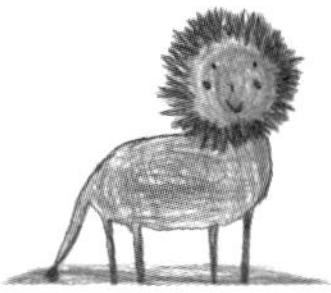

Die Geisterbahn

In der Geisterbahn wird mit unserer Abenteuerlust gespielt. Wir setzen uns dem plötzlichen Schrecken aus, um uns zu bestätigen, dass wir dieser Herausforderung gewachsen sind. Für Kinder ist die Geisterbahn eine gute Gelegenheit, zwischen tatsächlichen Gefahren und eingebildeten Ängsten unterscheiden zu lernen. Die Konfrontation mit schrecklichen Gestalten, Skeletten und Geistern kann ihre Entschlossenheit bestärken. Sie lassen sich erschrecken, um dann schnell wieder die Fassung zu gewinnen.

Anleitung

Mach es dir auf deinem Platz bequem und schließ die Augen. Atme ein Mal langsam aus.

Stell dir vor, dass du eine Kirmes besuchst und beschließt, allein mit der Geisterbahn zu fahren. Du möchtest testen, wie gut du mit Angst und Schrecken fertig wirst.

Atme ein Mal langsam aus und besteige allein ein Fahrzeug, das durch das Haus des Gruselns rollt.

- Was siehst du dort?
- Was hörst du dort?
- Was erschreckt dich am meisten?
- Was möchtest du auf keinen Fall sehen?
- Wie fühlst du dich, wenn du die Geisterbahn wieder verlässt? (1 Min.)

Und wenn du bereit bist, dann atme ein Mal kurz aus und öffne langsam die Augen. Male ein Bild von deinen Erlebnissen in der Geisterbahn. Wenn du willst, kannst du auch einen Verbesserungsvorschlag malen. Was könnten die Betreiber der Geisterbahn verändern, damit die Besucher noch besser das Gruseln lernen? (20 Min.)

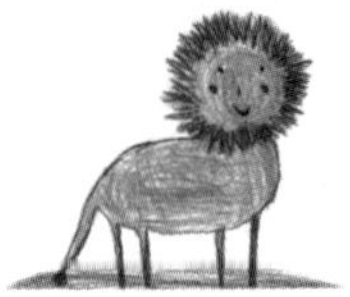

Ich habe Angst

Ältere Kinder sind eher in der Lage als kleinere, sich mit ihrer Angst auseinanderzusetzen. Sie können das Gefühl der Unsicherheit ertragen, indem sie über ihre Ängste nachdenken und sich Möglichkeiten überlegen, wie sie die Angst auslösende Situation auf konstruktive Weise bewältigen können.

In dieser Übung malen die Teilnehmer zwei Bilder. Auf die Vorderseite wird die schwierige Situation gezeichnet und auf die Rückseite eine mögliche Lösung.

Anleitung

Denk an irgendetwas, was dir unbehaglich ist, was du gerne vermeiden würdest, wovor du Angst hast.

Und dann nimm ein Blatt Papier und zeichne einen großen Kreis. Du sollst dich jetzt auf ein Gefühl konzentrieren, das die meisten von uns nicht so gern erleben, nämlich das Gefühl der Angst. Mal dich selbst in den Kreis hinein und mal außerdem den Grund deiner Angst dazu. Vielleicht ist das ein Mensch, irgendeine Situation, eine Aufgabe, ein Ort. Wichtig ist, dass du alles zeigst, was in dieser unangenehmen Situation eine Rolle spielt. (10 Min.)

Und nun dreh dein Blatt um, damit du gleich ein zweites Bild malen kannst. Das zweite Bild soll irgendein «Happyend» für deine Angst zeigen. Stell dir vor, dass die Angst eines Tages ganz verschwunden ist. Was hat sich dann verändert, was hat diese Verbesserung möglich gemacht? Zeig in deinem zweiten Bild diesen Fortschritt, der es dir erlaubt, dich nicht mehr hilflos zu fühlen. (15 Min.)

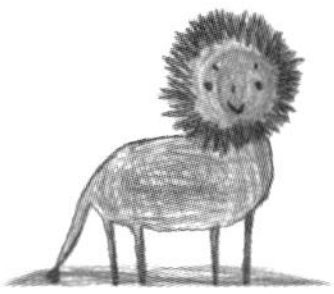

Das weiße Seidencape

Angst bekommen wir immer dann, wenn unsere Phantasien in die Zukunft wandern und wir uns etwas vorstellen, was schmerzlich für uns sein könnte. Unser Alarmsystem springt dann an und meldet eine akute Gefahr. Obgleich die prekäre Situation noch nicht eingetreten ist, schlägt unser Gehirn schon Alarm.

Um solche vorweggenommenen Misserfolge geht es auch bei vielen Ängsten von Kindern. Die folgende Imagination gibt ihrer Phantasie die emotionale Balance zurück. Sie beruhigt die Nerven mit der frohen Botschaft: «Alles wird gut.»

Anleitung

Mach es dir auf deinem Platz bequem und schließ die Augen. Atme ein Mal langsam aus.

Stell dir nun eine Situation vor, vor der du Angst hast. Vielleicht ist es eine bevorstehende Klassenarbeit oder du sollst zum ersten Mal eine Woche allein in einer fremden Umgebung verbringen. Atme noch ein Mal langsam aus und lass diese Angst wieder in den Hintergrund treten.

Erinnere dich an die große Bedeutung, die unsere Kleidung haben kann. Denk an die tütenförmige Kopfbedeckung, die der Zauberer im Märchen trägt oder an die Schuluniform von Harry Potter, die es ihm möglich machte, mutig und kreativ zu sein. Denk auch an den roten Umhang, der Batman bei seinen Abenteuern begleitete.

Wahrscheinlich hast du selbst auch ein Kleidungsstück, das du besonders gern trägst, weil es dir gute Laune macht und du dich darin schön und attraktiv fühlst.

Ich möchte dir gleich ein Kleidungsstück schenken, das du immer wieder benutzen kannst. Es geht nicht kaputt, es knittert nicht und es verfügt über magische Kräfte.

Atme ein Mal langsam aus und sieh ein weißes Seidencape vor dir, einen glänzenden Umhang, den du dir umlegen und vorn am Hals schließen kannst, wenn du das möchtest. Wenn du dir dieses weiße Cape um die Schultern legst, kannst du die Schwerkraft besiegen und jedes Hindernis überwinden. Es verleiht dir Flügel und sorgt dafür, dass das Gefühl der Angst vollständig verschwindet. Mit einem Mal siehst du eine Lösung, auf die du vorher nicht gekommen bist.

Leg dir für ein paar Sekunden das weiße Cape um die Schultern. Wie fühlst du dich?...

Atme kurz aus und öffne deine Augen. Immer wenn du in Zukunft Angst erlebst, kannst du diese Methode anwenden.

Nimm dir nun ein Blatt Papier und mal ein Bild von dir, wie du das weiße Cape trägst und dich in einer schwierigen Situation ohne Angst behaupten kannst. (15 Min.)

Wenn du dein Bild beendet hast, finde einen passenden Titel dafür. Dreh dann das Blatt um und schreib auf die Rückseite die Gefühle und Eigenschaften, die dir das weiße Cape geben kann.

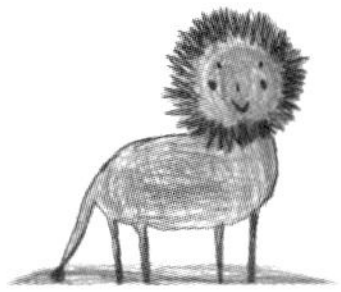

Das kleine, rote Zelt

Ängste, die aus Unsicherheit, aus erhöhter Schüchternheit oder Sensibilität entstehen, lassen sich mit einfachen Methoden der Selbsthypnose gut behandeln. In dieser Imagination benutzen wir eine sehr wirksame Naturmetapher, um überflüssige Ängste aufzulösen.

Der australische Psychotherapeut Robert Burns hat sich mit der therapeutischen Wirkung von Natursymbolen beschäftigt und herausgefunden, dass besonders Kinder auf solche Vorstellungen leicht ansprechen.

Anleitung

Mach es dir auf deinem Platz bequem und schließ die Augen. Atme ein Mal langsam aus.

Stell dir vor, dass du durch die Wüste wandern willst. Auf dem Rücken trägst du einen Rucksack mit deiner Ausrüstung. Nach einer Weile bemerkst du, wie der Himmel vor dir immer dunkler wird. Du weißt, was das bedeutet: Ein Sandsturm kommt auf dich zu. Du willst keine Zeit verlieren. Aus dem Rucksack holst du dein kleines, rotes Zelt und stellst es auf. Sorgfältig befestigst du die Ecken mit besonderen Heringen. Dann schlüpfst du in das Zelt und schließt den Reißverschluss hinter dir. Während der Sturm heult und Sandkörner auf das Zelt prasseln, sitzt du ruhig in deiner sicheren Höhle.

Du weißt genau: Wenn der Wind aufhört, ist auch deine Angst vollständig vorbei.

Und nun atme ein Mal kurz aus und wenn du bereit bist, öffne deine Augen.

Nimm dir ein Blatt Papier und mal ein Bild, das dir hilft, diese Methode im Gedächtnis zu behalten. (10-15 Min.)

Dann gib deinem Bild einen Titel und überlege dir eine Gelegenheit, bei der du diese Methode anwenden kannst.

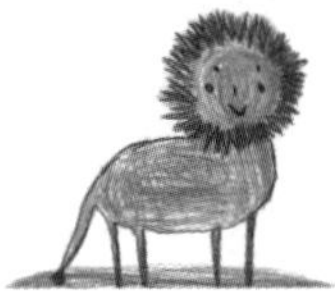

Collage der Emotionen

Kinder, die wenig Übung haben, über ihre schwierigen und dunklen Gefühle zu sprechen (Ärger, Angst, Trauer etc.), können sich in dieser Übung mit der Gesamtheit unserer Emotionen beschäftigen. Sie können sich an den Gedanken gewöhnen, dass alle unsere Gefühle eine «Familie» bilden und dass alle Familienmitglieder dazugehören. Einige unserer Gefühle machen uns froh und andere bereiten uns Sorgen. Aber ohne die Sorgen wüssten wir gar nicht, was Vergnügen ist.

Für diese Übung benötigen Sie ein paar große Bögen Packpapier oder Flipcharts, eine Reihe von Zeitschriften, Scheren und Klebstoff.

Gruppencollagen eignen sich gut für den Beginn einer Gruppe, weil die Vorgehensweise viel Sicherheit bietet.

Anleitung

Sie können mit der Frage beginnen: «Wie sehen Gefühle eigentlich aus?»

Die Kinder sollen anschließend in den Zeitschriften blättern und Bilder und Wörter ausschneiden, die sie an bestimmte Gefühle erinnern.

Das Bild eines Vulkans erinnert sie vielleicht an das Gefühl von Ärger und Wut. Das Bild eines kleinen Kätzchens ruft vielleicht den Gedanken an Glück und Zärtlichkeit wach. Manchmal ruft ein Bild auch spezielle Erfahrungen und Erlebnisse ins Gedächtnis, von denen ein Kind erzählen möchte. Außerdem kommen die Kinder ins Gespräch miteinander, wenn sie sich einigen, an welcher Stelle der Collage bestimmte Bilder ihren Platz finden sollen. Auf diese Weise entwickelt sich der emotionale Zusammenhalt der Gruppe und allmählich entsteht ein kleines Bildlexikon der Gefühle.

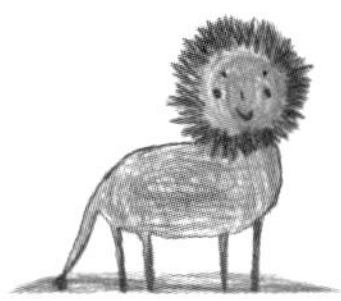

Katalog der Gefühle

Die Art und Weise, wie wir Gefühle erleben, kann sehr unterschiedlich sein. Manche Menschen spüren ihre Angst z. B. vor allem im Brustbereich, während andere ihre Angst im Hals, im Bauch oder in den Beinen spüren. Ähnliches gilt auch für die Intensität und Häufigkeit der Gefühle. Es gibt Menschen, deren stärkste Gefühlserlebnisse im positiven Bereich liegen (Liebe, Zuwendung, Fürsorge), während andere ihre stärksten Emotionen im Zusammenhang mit Angst oder Aggression erleben. Um uns gut miteinander zu verständigen, ist es hilfreich, wenn wir unsere Gefühle differenziert beschreiben können.

In der folgenden Übung können die Kinder das ganze Spektrum ihrer Gefühle durch Farben und Formen darstellen. Diese Bilder dienen als Grundlage für einen weiterführenden Erfahrungsaustausch.

Anleitung

Nimm dir ein Blatt Papier und male einen großen Kreis, der bis an die Ränder deines Blattes reicht. Gleich kannst du beginnen, deine Gefühle in den Kreis hineinzumalen. Alle Gefühle, die du im Laufe eines Tages erlebst, sollen dort ihren Platz finden. Dein Bild darf ganz einfach sein:

- Du kannst jedem Gefühl eine passende geometrische Figur geben, z. B. Dreieck, Kugel oder Rechteck und natürlich auch jede andere unregelmäßige Form.
- Durch die Größe der Figur kannst du ausdrücken, wie oft du dieses Gefühl erlebst. Gefühle, die du sehr häufig erlebst, bekommen mehr Platz, als Gefühle, die du eher selten erlebst.
- Durch die Farbe kannst du andeuten, wie intensiv ein Gefühl von dir erlebt wird. (15 Min.)

(Anschließend können die Kinder ihre Bilder erläutern und darüber sprechen, was man tun kann, um Gefühle häufiger oder seltener zu erleben oder um die Intensität eines Gefühls zu verändern.)

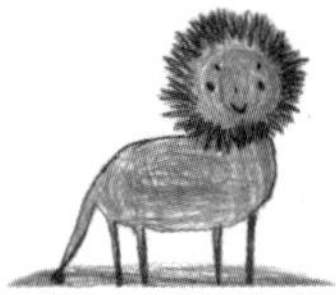

Beruhigende Bilder

Gefühle der Angst können unsere Gedanken verwirren und uns ein Gefühl der Leere oder der Lähmung geben. Vor unserem inneren Auge tauchen dann gefährliche Bilder auf, die fast immer mit alten, traumatischen Erinnerungen verbunden sind. Wir können jedoch aufregende Bilder durch beruhigende Bilder ersetzen. Beruhigende Bilder knüpfen ebenfalls an die Vergangenheit an, aber sie aktivieren positive Erlebnisse. Auf diese Weise tragen sie dazu bei, dass unsere Ängste abklingen.

Anleitung

Mach es dir auf deinem Platz bequem und schließ die Augen. Atme ein Mal langsam aus.

Stell dir vor, dass du in deinen Sack mit Sorgen greifst und irgendeine Sorge hervorholst, die vielleicht gerade von dir beachtet werden möchte. Das kann eine kleine oder große Sorge sein, es kann eine Sorge sein, die du häufig hast oder die ganz neu aufgetaucht ist.

Wahrscheinlich geht es dir auch so, dass du von einer Sorge unruhig wirst. Dein Gehirn sucht nach einer Lösung, doch meistens finden wir leichter Auswege, wenn wir einigermaßen ruhig sind. Es ist daher besser, wenn wir in zwei Schritten vorgehen:

1. Schritt: Wir erkennen an, dass wir es mit einer Sorge zu tun haben...
2. Schritt: Wir sorgen dafür, dass in unserem Geist Ruhe einkehrt, damit wir wieder klar denken können.

Um ruhig zu werden, helfen uns z. B. schöne Naturbilder. Ich möchte dir einige vorschlagen:

- Wellen am Strand...
- eine Wiese mit Wildblumen...
- ein Kornfeld...
- ein Feuer im Kamin...
- ein blühender Garten...
- ein Sonnenuntergang...
- ein schneebedeckter Berg...
- ein Kirschbaum im Frühling...

Aber es gibt natürlich noch viel mehr beruhigende Bilder, die uns das Gefühl von Sicherheit, Schönheit oder Glück schenken können.

Nimm dir also ein Blatt Papier und male irgendein beruhigendes Bild. Male so langsam, dass du spüren kannst: «Ich entspanne mich, ich fühle mich warm, ruhig und behaglich...»

Du kannst dir dafür eine Viertelstunde Zeit nehmen und deinem Bild zum Schluss einen beruhigenden Titel geben.

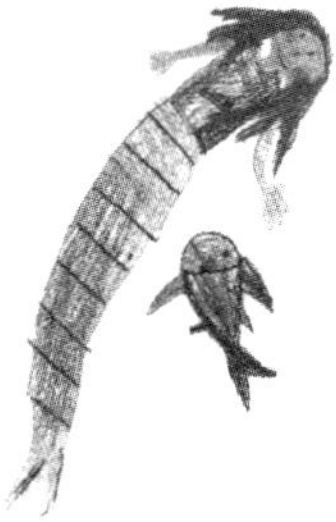

KAPITEL 4
VERÄNDERUNGEN

Die Entwicklung von Kindern verläuft in oft überraschenden Rhythmen. Für die Kinder ist es am besten, wenn Eltern, Lehrer und Therapeuten zum Ausdruck bringen, dass sie Vertrauen in sie haben und dass sie ihnen verlässliche Begleiter sein wollen, auch wenn die Wege der Kinder einmal unübersichtlich sind. Während kleine Kinder wenig Schwierigkeiten haben, im Augenblick zu leben und ihre Ressourcen zu testen, entwickeln ältere Kinder eine neue Beziehung zur Zukunft. Sie lernen, Strategien zu entwickeln, die helfen können, selbst gewählte Ziele zu erreichen. Auf diese Weise betreten sie die Welt der Erwachsenen. Dazu gehören Mut und Kreativität. Oft scheinen die Erwachsenen mit ihrem Leben nicht besonders zufrieden zu sein, sodass die Kinder sich fragen: Werde ich selbst die Fehler der Erwachsenen wenigstens teilweise vermeiden können?

In jedem Fall ist es wichtig, dass die Kinder üben können, sich auf Veränderungen einzustellen. Das ist heute von besonderer Bedeutung, weil die Spielregeln der Gesellschaft sich rasch verändern.

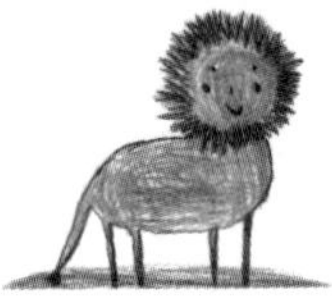

Die Knospe

Die Knospe ist eine passende Metapher für das Leben des Kindes. Das Kind spürt immer wieder die eigene wachsende Kompetenz, den Wunsch, weniger abhängig und hilfsbedürftig zu sein. Andererseits erlebt das Kind, dass es ein weiter Weg ist von der Knospe zur Blüte und zur Frucht. Es gilt, die eigene Ungeduld einigermaßen zu beherrschen.

In dieser Imagination eilen die Kinder in der Phantasie ihrer tatsächlichen Entwicklung voraus. Das kann ihren Optimismus stärken.

Anleitung

Mach es dir auf deinem Platz bequem und schließ die Augen. Atme ein Mal langsam aus.

Stell dir vor, dass du eine Knospe bist, die noch fest geschlossen ist. Vielleicht träumst du davon, dass die Sonne dich bald aufweckt.

- Wie fühlst du dich als Knospe?
- Was sagst du als Knospe zu deiner Mutterpflanze?
- Was sagen die Blüten zu dir, die schon weiter geöffnet sind?
- Wie siehst du aus?
- Wie groß bist du?
- Welche Farbe werden deine Blütenblätter haben?
  Atme ein Mal langsam aus.
- Was geschieht, wenn sich die Knospe langsam öffnet?
- Wie fühlst du dich, wenn du zum ersten Mal Licht und Sonnenstrahlen in dich hineinlässt?
- Wie fühlst du dich als geöffnete Blüte?
- Was ist jetzt besser?
- Was hast du verloren?

Wenn du bereit bist, dann öffne nun langsam die Augen. Nimm ein Blatt Papier und male die Pflanze, zu der du als Knospe gehörst. Zeig auch die Umgebung, wo die Pflanze wächst und überlege, ob es Besucher gibt, die sich für die Pflanze und die Blüte interessieren. Vielleicht wünscht sich die kleine Knospe ja irgendeinen besonderen Besuch. (15 Min.)

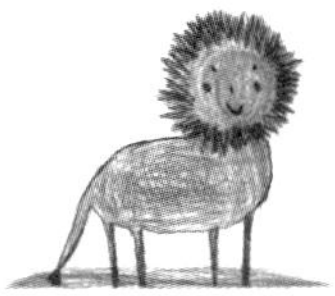

Die Blume

Kleineren Kindern bietet sich hier eine anregende Möglichkeit, indirekt über die eigene Entwicklung nachzudenken. Die Blume dient uns als Metapher für die Entwicklung der Individualität. Gleichzeitig geben wir den Kindern einen Hinweis, dass wir ihre Entwicklung mit Anteilnahme und vielleicht sogar mit einer gewissen Bewunderung verfolgen.

Anleitung

Mach es dir auf deinem Platz bequem und schließ die Augen. Atme ein Mal langsam aus.

Stell dir vor, dass du eine Blume bist, die in einem schönen Garten heranwächst. Um dich herum siehst du andere Blumen und vielleicht auch blühende Büsche, und es ist schwer zu sagen, welche Blüten die schönsten Farben haben.

- Was sprichst du mit den anderen Blumen?
- Was sagen sie zu dir?
- Höre auch aufmerksam zu, wenn die Blumen miteinander sprechen. (Pause)
- Wie geht es dir als Blume in diesem Garten?
- Worauf freust du dich?
- Wovor fürchtest du dich?
- Wen möchtest du mit deiner Schönheit erfreuen? (Pause)

Atme nun ein Mal kurz aus und wenn du bereit bist, dann öffne deine Augen.

Nimm ein Blatt Papier und male ein Bild von deiner Blume und der Umgebung, in der sie heranwächst. (10 Min.)

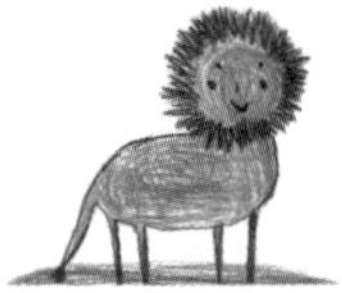

Die Frucht

Mit der Zeit begreifen die Kinder, dass sie auch im Leben anderer Menschen eine wichtige Rolle spielen. Vielleicht haben sie eine Freundin, die ihnen ihr Herz ausschüttet. Oder sie gehen ihrer überlasteten Mutter zur Hand. Vielleicht betreuen sie im Sportverein kleinere Kinder und zeigen ihnen, wie man Geschicklichkeit und Ausdauer trainieren kann.

Anleitung

Mach es dir auf deinem Platz bequem und schließ die Augen. Atme ein Mal langsam aus.

Sei irgendeine Blüte, aus der sich irgendwann eine Frucht entwickeln wird.

Du kannst dir aussuchen, welche Art Blüte du bist. Vielleicht gehörst du zu einem großen Baum, vielleicht hängst du an einem Strauch, vielleicht schwingst du auf einem langen Stängel im Wind.

Spüre nun, wie du dich Schritt für Schritt in eine Frucht verwandelst.

Spüre, wie du als Frucht jeden Tag ein bisschen wächst, größer wirst und reifer.

- Was für eine Frucht bist du?
- Bist du gern diese Frucht?
- Wer weiß diese Frucht zu schätzen und erfreut sich daran?
- Wem dienst du als Nahrung? (Pause)

Und wenn du bereit bist, dann öffne langsam die Augen. Nimm dir ein Blatt Papier und eine Schachtel mit Ölkreiden.

Male ein Bild, das die ganze Pflanze zeigt, an der die Frucht wächst. Zeige auch etwas von der Umgebung und vergiss nicht die Lebewesen, die du als Frucht ernährst. (15 Min.)

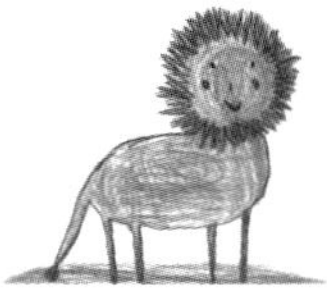

Ein Herzenswunsch

Von besonderer Bedeutung sind jene Wünsche, die wir lange mit uns herumtragen, an denen wir mit Intensität festhalten und die nicht leicht in Erfüllung gehen. Solche Wünsche erheben sich über den Alltag und verkörpern unsere Werte und Ziele. Konstruktives Wünschen ist eine Kunst, die gelernt werden muss. Die Erwachsenen spielen dabei eine wichtige Rolle, wenn sie sich für die großen Wünsche der Kinder interessieren.

In dieser Imagination können die Kinder versuchen, einen großen Wunsch auszudrücken. Wir sorgen für einen passenden Rahmen, indem wir den Kindern im Traum eine gute Fee schicken.

Anleitung

Mach es dir auf deinem Platz bequem und schließ die Augen. Atme ein Mal langsam aus.

Stell dir vor, dass du im Bett liegst und in tiefem Schlaf versunken bist.

Jetzt hast du einen schönen Traum, an den du dich später erinnern wirst. Du träumst nämlich, dass dir eine gute Fee, ein Engel oder ein Bote des Himmels erscheint und verkündet: «Du darfst mir einen wichtigen Wunsch anvertrauen. Ich werde den Wunsch dorthin tragen, wo die Wünsche gewährt werden.»

Nun hast du die Chance, dir etwas zu wünschen, was vielleicht für Geld nirgends zu kaufen ist. Du kannst dir etwas Unbezahlbares wünschen, was du vielleicht schon lange hast haben wollen.

Aber natürlich bist du auch frei, dir etwas Kleines zu wünschen, ein Spielzeug oder ein Kleidungsstück, wenn es das ist, wonach du gerade Verlangen hast.

Wenn du deinen Wunsch ausgesprochen hast, danke deinem Traumbesucher dafür, dass er zu dir gekommen ist und lass dich überraschen, was mit deinem Wunsch geschieht. (Pause)

Atme ein Mal kurz aus und wenn du bereit bist, dann öffne die Augen wieder.

Nimm ein Blatt Papier und eine Schachtel mit Ölkreiden und male ein Bild, das dich und dein Leben zeigt, wenn dein Wunsch in Erfüllung gegangen ist. (15 Min.)

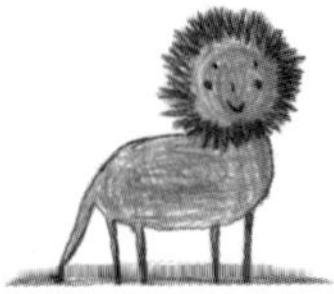

Eine Traumreise

Auf dem geheimen Wunschzettel vieler Kinder stehen Reisen. Sie ahnen, dass eine fremde Umgebung ihrer Entwicklung Impulse geben kann. Eine Reise gibt ihnen eine neue Perspektive und gestattet einen Blick auf verborgene Potenziale. Auch die sogenannte «Abenteuerlust» dient fast immer der eigenen Entwicklung. Dabei ist es ziemlich egal, ob die Reise mit der Familie unternommen wird oder in ein Sommercamp der Pfadfinder geht. Am wichtigsten ist, dass die Kinder mitentscheiden können, wohin sie reisen und wer dabei sein soll.

Anleitung

Mach es dir auf deinem Platz bequem und schließ die Augen. Atme ein Mal langsam aus.

Stell dir vor, dass du in einem ganz besonderen Reisekatalog blättern darfst. Diesen Katalog kannst du nirgends bestellen. Er existiert nur in deiner Phantasie. Hier sind alle Reiseziele aufgelistet, die dich anziehen. Blättere in diesem Katalog, betrachte die Abbildungen, lies die Namen der Länder und Orte und die Beschreibungen. Vielleicht möchtest du in folgenden Kapiteln nachschlagen:

- Kinderreisen...
- Ökoreisen...
- Abenteuerreisen...
- Pfadfinderreisen...

Vielleicht interessieren dich Reisen in den Norden... Vielleicht möchtest du lieber in heiße Länder fahren... Vielleicht möchtest du mit dem Auto fahren, mit dem Flugzeug oder einem Segelschiff...

Finde irgendeine Reise, die dich magisch anzieht, sodass du dir sagst: «Das ist es...» (Pause)

Und nun leg den Reisekatalog zur Seite und atme ein Mal kurz aus. Wenn du bereit bist, öffne deine Augen wieder, nimm ein Blatt Papier und eine Schachtel mit Ölkreiden und male das Ziel deiner Wunschreise. (15 Min.)

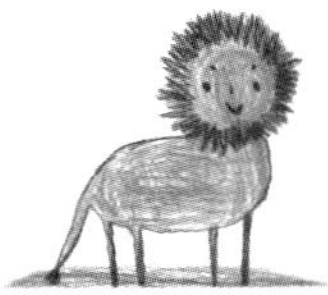

Hoffnung und Angst

Die Entwicklung der Kinder verläuft zwischen den beiden Polen von Hoffnung und Angst. Die Hoffnung inspiriert sie, Türen zu öffnen, Unbekanntes zu versuchen, ihrer Neugier und ihren Träumen zu folgen. Die Angst bremst sie und warnt sie davor, zu große Risiken einzugehen und die eigenen Kräfte zu überschätzen. Sie rät ihnen, nach guten Freunden und Unterstützern Ausschau zu halten. Eine gewisse Ängstlichkeit kann die Kinder davor bewahren, sich zu überschätzen und dann, wie die Figur des Ikarus aus der griechischen Sage, abzustürzen.

Anleitung

Mach es dir auf deinem Platz bequem und schließ die Augen. Atme ein Mal langsam aus.

Stell dir vor, dass du ein kleines Museum besuchst, das dir gewidmet ist. Hier findest du Bilder, Fotos und Videoclips aus deinem Leben. Sie zeigen, was du erlebt hast, wie du dich entwickelt hast, was deine besonderen Talente sind. In dem Museum gibt es eine Reihe von Räumen, aber im Augenblick sind nur zwei geöffnet. Auf der Tür des einen steht «Hoffnung» und auf der Tür zum zweiten steht «Angst».

Entscheide selbst, welchen Raum du zuerst betreten willst und dann schau dir die Bilder, Fotos und Filme an, in denen du selbst die Hauptperson bist.

Da dies ein Museum ist, kannst du dich in aller Ruhe umsehen und neugierig darauf sein, was die Aussteller aus deinem Leben ausgewählt haben. (1 Min.)

Atme ein Mal kurz aus und öffne dann die Augen.

Nimm dir ein Blatt Papier und gib dem Blatt die Überschrift: Hoffnung und Angst. Teile das Blatt so auf, wie du es für richtig hältst. Vielleicht sollen beide Teile gleich groß sein, vielleicht ist es passender, wenn sie unterschiedlich groß sind. In jedem Teil sollst du dich selbst darstellen und das, was du hoffst bzw. wovor du Angst hast. (20 Min.)

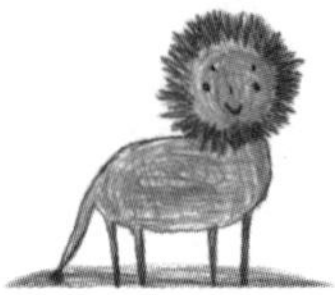

Die Schatzsuche

Die Schatzkiste ist ein wichtiger Bestandteil von Märchen, Sagen und Mythen. Sie bringt zum Ausdruck, dass jede Generation auch von den Errungenschaften lebt, die von Eltern und Großeltern errungen wurden. Sie sind ein Schatz, für den wir dankbar sein können. Wir haben keinen Anspruch darauf und gerade das macht ihn so kostbar. Jedes Kind und jeder Erwachsene findet in seinem Leben ab und zu einen solchen Schatz. Voraussetzung ist eine intensive Neugier, Offenheit und Bescheidenheit.

Anleitung

Mach es dir auf deinem Platz bequem und schließ die Augen. Atme ein Mal langsam aus.

Stell dir vor, dass du zu Besuch bei einem entfernten Verwandten bist. Er zeigt dir eine große Wiese und sagt dir: «Hier ist ein Schatz vergraben. Wenn du ihn findest, darfst du ihn behalten.»

- Was empfindest du bei diesen Worten?
- Was tust du und wie geht dieser interessante Besuch für dich aus? (1 Min.)

Atme nun kurz aus und wenn du bereit bist, öffne die Augen. Nimm dir ein Blatt Papier und Ölkreiden und male dich bei der Schatzsuche. Zeige in deinem Bild alles, was wichtig ist für dich.

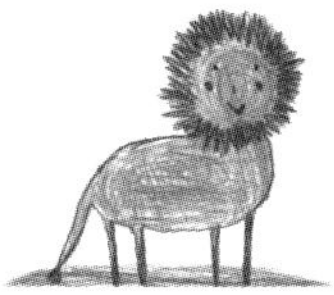

Das andere Ufer

Kinder haben häufig das Gefühl, dass sie ihren Fuß auf neues Territorium setzen. Wenn sie und die Eltern umziehen, wenn sie eine neue Schule besuchen, wenn sie ein neues Instrument lernen, wenn sie Mitglied in einem Verein werden. Immer ist das ein Schritt ins Ungewisse. Wer diesen Schritt mit Optimismus und Tatkraft machen kann, erlebt die neue Sphäre als Bereicherung.

Anleitung

Mach es dir auf deinem Platz bequem und schließ die Augen. Atme ein Mal langsam aus.

Stell dir vor, dass du einen Fluss überquerst. Vielleicht führt eine Brücke darüber, vielleicht gibt es eine Fähre, vielleicht musst du auch selbst hinüberrudern.

Solange du an deinem Ufer bist, kannst du noch nicht erkennen, was dich auf der anderen Seite erwartet, denn dichter Nebel liegt über dem Fluss und versperrt den Blick nach drüben.

Erst wenn du deinen Fuß ans andere Ufer setzt, erkennst du nach und nach, was es hier gibt. Lass dir Zeit, dich umzusehen. (1 Min.)

Und wenn du bereit bist, atme ein Mal kurz aus und öffne die Augen. Male ein Bild, das alles zeigt, was du auf der anderen Seite des Flusses vorgefunden hast.

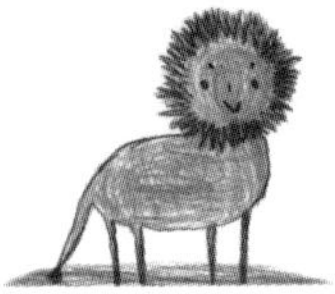

Das Schaufenster

Die Wunschphantasie von Kindern ist in den meisten Fällen lebhaft und überraschend. Wenn wir genau hinhören, verraten uns die Wünsche der Kinder viel über ihr Temperament, über ihre Vorlieben und Empfindlichkeiten. Manchmal können wir sogar weit in die Zukunft des Kindes hineinsehen.

Die folgende Imagination ist so angelegt, dass jeder Wunsch auf symbolische Weise formuliert werden kann. Die Figur des großzügigen Ladenbesitzers signalisiert den Kindern Zuwendung und Verständnis. Ihr Bedürfnis nach Beachtung wird befriedigt.

Anleitung

Mach es dir auf deinem Platz bequem und schließ die Augen. Atme ein Mal langsam aus.

Stell dir vor, dass du vor einem altmodischen Schaufenster stehst, das zu einem merkwürdigen Laden gehört. Der Laden liegt im Keller eines alten Gebäudes und obgleich der Keller nicht sehr groß ist, so gibt es dort doch fast alles, was du dir je gewünscht hast bzw. was du dir wünschen könntest.

Schau dich in dem Schaufenster um, schau dich auch in dem Laden um. Von dem Ladenbesitzer erfährst du, dass jeder Besucher ein Objekt mitnehmen darf, ohne dafür zu bezahlen. Es gibt allerdings eine Regel: Wer etwas mitnimmt und den Laden verlässt, der muss sich bei dem Besitzer des Ladens bedanken und in das Gästebuch zwei Zeilen schreiben, die sich reimen. (1 Min.)

Und wenn du so weit bist, dann atme ein Mal kurz aus und öffne die Augen.

Nimm dir ein Blatt Papier und eine Schachtel mit Ölkreiden.

Male von diesem Besuch das, was du nicht vergessen möchtest. Und wenn du etwas mitgenommen hast, dann kannst du auch das malen. Und notiere auf die Rückseite deines Blattes die Worte, die du in das Gästebuch geschrieben hast. (20 Min.)

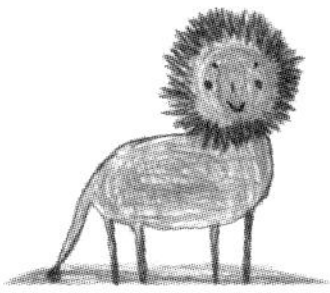

Gut und böse

Kinder dürfen die Welt auf einfache Weise verstehen. Später lernen sie dann das genaue Hinsehen und die Nuancen, in denen sich das Leben entfaltet. Hier geben wir ihnen eine Aufgabe, die ihre Kreativität in Gang setzen soll.

Anleitung

Teile ein Blatt Papier genau in zwei Hälften. Male deine gute Seite auf die rechte Hälfte und deine schlechte auf die linke Seite des Papiers (oder umgekehrt). Male Dinge, die du an dir magst und die du an dir unerfreulich findest; Züge, die du gern behalten möchtest und Züge, die du gern ändern würdest; Stärken und Schwächen; deine Sonnenseite und deine Schattenseite.

Lass dir für dein Bild 20 Minuten Zeit und denk daran: Du möchtest keinen Kunstpreis gewinnen, sondern zeigen, was du für ein Mensch bist. (20 Min.)

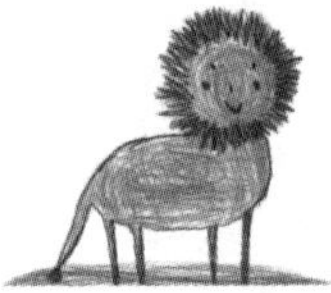

Vergangenheit, Gegenwart, Zukunft

Ältere Kinder haben schon eine relativ deutliche Vorstellung von Vergangenheit und Zukunft. Die Erinnerung an die Vergangenheit ist vielleicht etwas schwächer ausgeprägt, dafür sind die Spekulationen über die Zukunft oft umfangreich. Nach wie vor spielt sich jedoch das emotionale Leben des Kindes hauptsächlich in der Gegenwart ab. In diesem Fall bitten wir die Kinder, drei Selbstbildnisse zu zeichnen, die sie mit den drei Zeitstufen verbinden können.

Anleitung

Bitte nimm dir drei Blätter, schreib auf das erste Blatt das Wort «Vergangenheit», auf das zweite Blatt das Wort «Gegenwart» und auf das dritte Blatt das Wort «Zukunft».

Und nun male dich auf jedes Blatt von Kopf bis Fuß in der Art, wie es zur jeweiligen Überschrift passt. Gib dir passende Kleidung, eine passende Körperhaltung und einen passenden Gesichtsausdruck. Und wenn du willst, kannst du für jede Zeitstufe noch ein Symbol hinzufügen, das es dem Betrachter erleichtert, dich zu verstehen. (20 Min.)

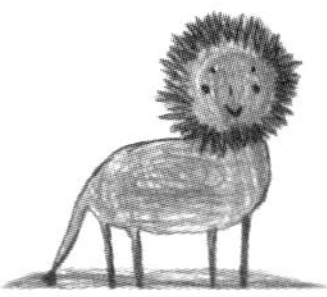

Hoffnungen fürs neue Jahr

Je älter die Kinder werden, desto bewusster nehmen sie ihr eigenes Leben in die Hand. Sie entwickeln Zukunftsbilder und versuchen, diese zu realisieren. Die klassische Gelegenheit, solche Bilder von der Zukunft zu entwerfen, bietet die Jahreswende. Bewährt haben sich vor allem Hoffnungen auf kleine Veränderungen, die dazu geeignet sind, uns langsam zu einem besseren Menschen zu machen.

Dieses Experiment eignet sich für Kinder, die bereits schreiben können, denn sie sollen diese Malaufgabe mit ein paar schriftlichen Affirmationen beginnen.

Anleitung

Mach es dir auf deinem Platz bequem und schließ die Augen. Atme ein Mal langsam aus.

Stell dir vor, dass das Jahr zu Ende geht. Am 31. Dezember ziehst du dich für fünf Minuten zurück, um über das neue Jahr nachzudenken. Wie alle Menschen hast du ein paar gute Vorsätze. Du willst dir nicht zu viel vornehmen, damit deine Wünsche Wirklichkeit werden. Darum verzichtest du auf eine Reihe von Wörtern, die sonst an diesem Tag beliebt sind. Du verzichtest auf die Wörter: ich will; ich muss; ich soll; ich kann nicht; ich darf nicht; ich soll nicht. Stattdessen bildest du ganz einfache Sätze:

- Das nächste Jahr wird wunderbar.
- An jedem Tag werde ich für eine Sache dankbar sein.
- Ich werde meine Freunde viel weniger kritisieren.
- Ich werde jeden Tag ein Mal den Tisch decken. (o. Ä.)

Und nun hast du Gelegenheit, noch ein paar weitere Vorhersagen zu machen. (30 Sek.)

Stell dir vor, dass es dir gelingt, dies alles zu realisieren. Wie sieht dann dein Leben aus? (30 Sek.)

Und wenn du bereit bist, dann atme jetzt ein Mal kurz aus. Öffne die Augen und male ein Bild von deinem Leben, wie es im neuen Jahr sein könnte. Schreib auf die Rückseite des Blattes die kleinen Aktionen, die du dir vornimmst.

Bewahre dieses Blatt gut auf und schau es dir ein Mal im Monat an. Dann hast du die Chance, dass dein neues Jahr glücklich wird.

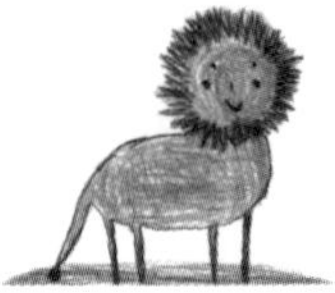

Ein Ziel treffen

Die Begeisterung für den Sport hängt auch damit zusammen, dass es hier klare Ziele gibt. Hier werden Anstrengung und Leistung einigermaßen direkt belohnt.

Im Laufe ihrer Entwicklung müssen die Kinder lernen, sich auf immer neue Ziele zu konzentrieren. Sie müssen bereit sein, hart zu trainieren. Sie müssen genügend Optimismus mobilisieren, um an einen Erfolg glauben zu können. Manche Ziele erfordern mehrere Anläufe. Hier sind jene Kinder im Vorteil, die eine hohe Frustrationstoleranz mitbringen.

Anleitung

Mach es dir auf deinem Platz bequem und schließ die Augen. Atme ein Mal langsam aus.

Stell dir vor, dass du auf einer großen Wiese bist und Bogenschießen trainierst.

An einem großen Baum mit dickem Stamm und breiter Krone ist eine Zielscheibe angebracht.

Geh nun ein paar Schritte zurück und nimm Pfeil und Bogen in die Hand.

Überleg dir irgendein Ziel, das du in der nächsten Zeit, in den nächsten Monaten oder den nächsten Jahren erreichen möchtest.

Du weißt, wie wichtig es ist, dass wir beim Bogenschießen innerlich ruhig sind und aufhören nachzudenken, sobald wir den Bogen spannen.

Atme jetzt ein Mal langsam aus. Mach deinen Kopf ganz leer und konzentriere dich vollständig auf das Zentrum der Scheibe und die Pfeilspitze.

Spanne den Bogen und richte die Pfeilspitze auf dein Ziel. Wenn Ziel und Pfeilspitze auf einer Linie liegen, kannst du den Pfeil abschießen. (Pause)

Überzeuge dich nun, wo dein Pfeil gelandet ist. Hast du die Scheibe getroffen? Hat der Pfeil sein Ziel erreicht oder ist er irgendwo auf der Wiese zur Ruhe gekommen?

Atme ein Mal kurz aus und öffne dann die Augen...

Nimm dir ein Blatt Papier und male einen großen Kreis, der von einer Seite des Blattes bis zur anderen reicht. Male dich beim Bogenschießen in den Kreis hinein. An den Rand des Kreises kannst du Menschen und Symbole malen, Ziele und Wünsche, die dir beim Malen einfallen.

Wenn dein Bild fertig ist, kannst du dir ein passendes Mantra einfallen lassen, einen kurzen Spruch, der dir hilft, zur Ruhe zu kommen und dich vollständig zu konzentrieren. (20 Min.)

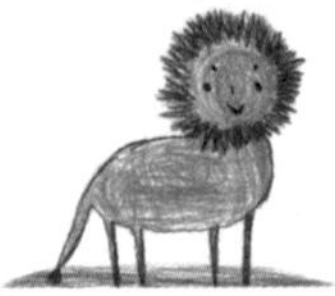

Was ist mein Ziel?

Manchmal besteht die erste Schwierigkeit darin, überhaupt Ziele zu finden, die dem eigenen Leben Sinn und Bedeutung geben können. Tragfähige Ziele können wir nur finden, wenn wir auf jene innere Stimme hören, die wir als Intuition, als Seele, als innere Weisheit oder als Gewissen bezeichnen. Für Kinder ist es sehr wichtig, dass sie Gelegenheit haben, mit Erwachsenen über Lebensziele zu diskutieren, und dass sie erfahren, welche Ziele im Leben von Eltern oder Lehrern im Vordergrund stehen. Die Entscheidung für Lebensziele ist ein heikler Vorgang und so schwierig, dass sich die Generationen gegenseitig unterstützen müssen. Oft können die Erwachsenen in punkto Authentizität und Offenheit viel von den Kindern lernen.

Anleitung

Mach es dir auf deinem Platz bequem und schließ die Augen. Atme ein Mal langsam aus.

Manchmal kennen wir unser Ziel nicht. Dann können wir eine kurze Pause machen und eine alte Methode anwenden, die von den Prärieindianern erfunden wurde:

Atme ein Mal langsam aus.

Steh auf einer freien Fläche unter freiem Himmel.

Nimm dir einen Bogen und drei Pfeile. Schieß den ersten Pfeil in irgendeine Richtung in die Luft und geh dann dorthin, wo der Pfeil herabgefallen ist.

Schau dich sorgfältig um und finde einen Hinweis, der vielleicht etwas mit einem wichtigen Ziel zu tun hat. Es kann sein, dass du diesen Hinweis sofort verstehst. Aber es ist auch möglich, dass du etwas länger brauchst, um diesen Wink des Schicksals zu verstehen.

Atme noch ein Mal langsam aus. Schieß den zweiten Pfeil in irgendeine Richtung in die Luft und geh zu seinem Landeplatz. Suche wieder nach einem Hinweis. (Pause)

Atme noch ein Mal langsam aus und mach dasselbe mit dem dritten Pfeil. (Pause)

Nun prüfe die Hinweise, die du bekommen hast. Wenn du Glück hast, verraten sie dir etwas Nützliches über ein Ziel, das du dir setzen solltest.

Vielleicht musst du auch noch etwas warten, um die Hinweise des Himmels zu verstehen. Dieses Pfeil-Orakel hat schon vielen Menschen geholfen, aber viele mussten warten, bis sie den Sinn der Hinweise verstanden.

Male gleich in aller Ruhe ein Bild über dein Pfeil-Orakel. Male all das, was du nicht vergessen möchtest, was für dich wichtig ist. Und denk daran, dass du die drei Pfeile jederzeit wieder abschießen kannst, wenn du Hilfe haben möchtest bei der Suche nach einem Ziel.

Und nun atme ein Mal kurz aus und öffne die Augen. Nimm dir ein Blatt Papier und eine Schachtel Ölkreiden und male dein Bild.

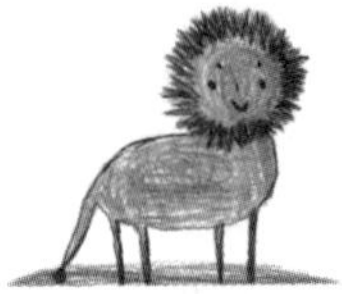

Ja und Nein

Jeder von uns hat eine innere Stimme, die er um Rat fragen kann, wenn er unsicher ist, was er will und was er nicht will.

Damit wir diese innere Stimme hören können, brauchen wir Ruhe und Entspannung und es ist hilfreich, wenn wir in der Lage sind, den normalen Strom der Gedanken und Bilder in unserem Kopf zu ignorieren.

Diese Imagination hat eine ganz einfache Struktur, aber sie kann den Kindern helfen, wichtige Einsichten zu entdecken.

Anleitung

Mach es dir auf deinem Platz bequem und schließ die Augen. Atme ein Mal langsam aus.

Wenn du jetzt ganz still bist, dann wirst du deine innere Stimme hören. Sie ist dein bester Freund und dein treuester Begleiter. Nur du kannst hören, was deine innere Stimme zu sagen hat. Manchmal ist es überraschend, was sie dir zu erzählen hat.

Wie nennen wir diese innere Stimme? Es gibt viele Namen dafür. Manche nennen sie Gewissen, manche nennen sie Wahrheit, manche nennen sie Weisheit, wieder andere sprechen von Erleuchtung.

Du kannst deine innere Stimme fragen, wie sie von dir genannt werden möchte.

Denk nun an irgendeine Situation, in der du dir gewünscht hast, dass jemand sagt, was du tun sollst.

Um eine Antwort zu bekommen, brauchst du nur eine Hand auf dein Herz zu legen und zu bitten: «Sprich mit mir.»

Am häufigsten sagt uns unsere innere Stimme, was wir nicht tun sollen: Tu das nicht... Sag das nicht... Denk das nicht... usw., usw.

Mit diesen Kommentaren warnt uns die innere Stimme, weiter in eine bestimmte Richtung zu gehen. Sie warnt uns sogar dann, wenn wir sie gar nicht gefragt haben. Wenn wir uns aber sehr aufregen, dann ist die Aufregung lauter als die innere Stimme, und wir hören sie nicht mehr.

Jetzt ist alles still, und du kannst deiner inneren Stimme die einfache Frage stellen, was du nicht tun sollst. Wenn du Glück hast, bekommst du gleich ein paar Hinweise. (Pause)

Nun atme ein Mal langsam aus.

Schließ jetzt die schwierigere Frage an, was du stattdessen tun sollst. Wenn du Glück hast, wirst du darauf eine Antwort erhalten. (Pause)

Und nun öffne langsam die Augen und nimm dir ein Blatt Papier und eine Schachtel mit Ölkreiden. Male einen großen Kreis auf das Blatt. Male dich selbst in die Mitte. Male dann auf die linke Seite das, was du nicht tun sollst, und auf die rechte Seite, das, was du tun sollst. Und am Ende darfst du deinem Bild einen Titel geben. (15 Min.)

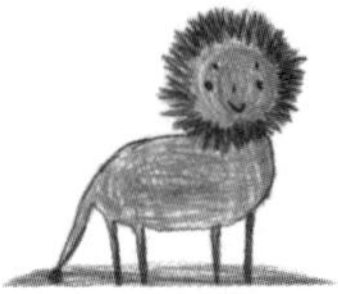

Dankbarkeit

Dankbarkeit ist eine Charakterstärke, die die Kinder leichter lernen, wenn sie wissen, wofür ihre Eltern, Lehrer und Trainer selbst dankbar sind. Dankbarkeit trägt ganz wesentlich dazu bei, dass die Kinder mehr positive Gefühle erleben als negative und dass sie das eigene Leben mit Optimismus betrachten. Damit die Dankbarkeit zu einer Lebenshaltung werden kann, müssen wir sie ritualisieren, z. B. indem wir diese Übung ein Mal in der Woche praktizieren.

Anleitung

Mach es dir auf deinem Platz bequem und schließ die Augen. Atme ein Mal langsam aus.

Lass dir fünf Dinge einfallen, die in der vergangenen Woche passiert sind und für die du dankbar bist.

Stell dir vor, dass du einen Merkzettel nimmst und diese fünf Dinge aufschreibst. (Pause)

Und nun atme ein Mal kurz aus und öffne die Augen.

Nimm dir ein Blatt Papier und male einen großen Kasten. Schreibe über diesen Kasten: «Kasten der Dankbarkeit». Und male dann die fünf Dinge, für die du dankbar bist, in den Kasten hinein. (15 Min.)

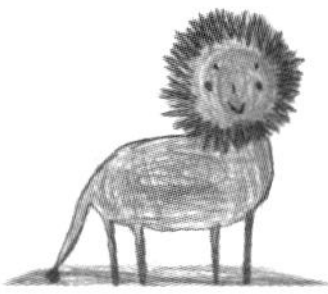

Der Blick von oben

Zu den wichtigsten Kompetenzen, die Kinder im Leben brauchen, gehört ihre Intuition. Die Intuition geht pragmatisch vor und sagt uns, was wir im Einzelfall tun sollten. Sie erzeugt weniger wissenschaftliche Methoden, sondern Ad-hoc-Strategien, die auf den Augenblick bezogen sind. Oft können wir die Stimme der Intuition erst dann vernehmen, wenn wir unsere Perspektive ändern. Eine neue Perspektive ergibt ein neues Bild der Situation.

In diesem Sinne zeigen wir hier den Kindern eine ganz einfache Möglichkeit, Kreativität in ihr Leben zu bringen.

Anleitung

Mach es dir auf deinem Platz bequem und schließ die Augen. Atme ein Mal langsam aus.

Oft geht es uns so wie dem Steuermann auf einem altmodischen Segelschiff. Immer wenn die Windstärke sich ändert, müssen mehr oder weniger Segel gesetzt werden und auch das Steuerrad muss neu ausgerichtet werden. Wind und Wellen können das Schiff von seinem geplanten Kurs abbringen, sodass sich der Steuermann immer neu fragen muss: «Wohin muss ich den Bug des Schiffes richten?»

Atme ein Mal langsam aus. Stell dir vor, dass du in der Krone eines hohen Baumes sitzt. Von hier oben hast du ein ganz neues Bild der Welt. Du siehst nach allen Seiten weit ins Land hinein. Von hier oben hast du auch einen guten Überblick über dein Leben. Darum stellst du dir jetzt zwei Fragen:

- Was muss ich jetzt in meinem Leben tun?
- Wohin muss ich jetzt gehen?

Warte ab, was dir deine innere Stimme jetzt antwortet. (Pause)

Und nun atme ein Mal kurz aus und öffne die Augen.

Male ein Bild, das dich an alles erinnern wird, was du nicht vergessen willst. (15 Min.)

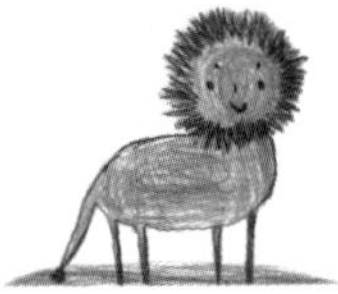

Der weise Vogel

Vögel haben schon unsere Vorfahren fasziniert. Ihre Fähigkeit, sich auch unter schwierigen Umständen über weite Distanzen orientieren zu können, ist unübertroffen. Bis heute wissen wir nicht genau, was in dem kleinen Gehirn der Tiere geschieht, dass sie wissen, wohin sie fliegen müssen, selbst wenn sie nichts sehen. Darum ist es passend, dass wir die Kinder in dieser Übung zu einem imaginären Flug einladen auf dem Rücken eines weisen Vogels, der vielleicht eine Antwort geben kann auf eine der wichtigsten Fragen, die allzu selten gestellt wird.

Anleitung

Mach es dir auf deinem Platz bequem und schließ die Augen. Atme ein Mal langsam aus.

Stell dir vor, dass du auf dem Rücken eines großen und weisen Vogels auf eine Reise gehst.

Der Vogel wendet dir den Kopf zu und flüstert: «Ich werde dir etwas verraten, was so kostbar ist wie ein Säckchen mit Edelsteinen. Es ist ein Geheimnis, das nur wir beide miteinander teilen.»

Und der große, kluge Vogel sagt dir, was du wissen sollst. Und am Ende der Reise weißt du, wie du dir selbst helfen kannst.

Pass genau auf und beobachte, wie du damit anfängst, dir selbst zu helfen.

Atme ein Mal kurz aus und öffne die Augen.

Nimm ein Blatt Papier und male ein Bild von diesem einzigartigen Flug. Male alles, was du nicht vergessen willst.

Und denk daran: Jederzeit kannst du den großen, weisen Vogel zu dir rufen, um wieder mit ihm auf Reisen zu gehen.

Mehr für Kinder und Jugendliche

iskopress

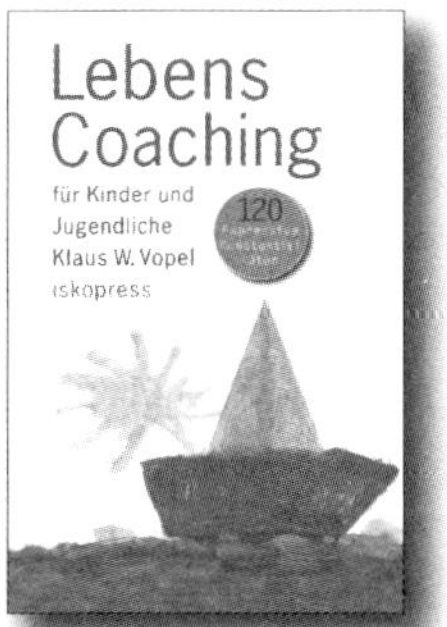

Klaus W. Vopel

Lebenscoaching für Kinder und Jugendliche

Expressive Kunstaktivitäten

142 Seiten, Paperback

ISBN 978-3-89403-459-7

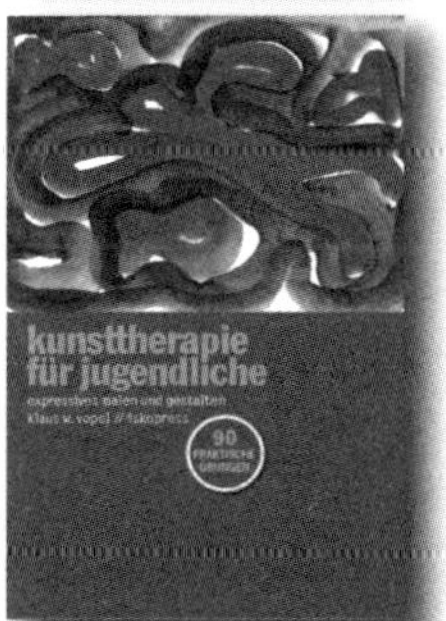

Klaus W. Vopel

Kunsttherapie für Jugendliche

90 Ideen zum Malen und Gestalten

132 Seiten, Paperback

ISBN 978-3-89403-398-9

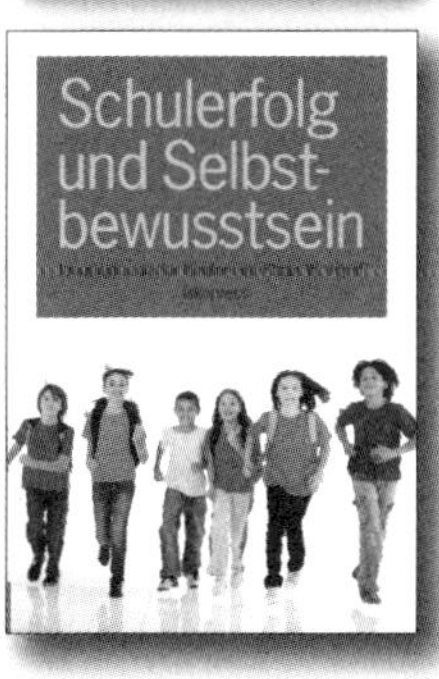

Klaus W. Vopel

Schulerfolg und Selbstbewusstsein

Imaginationen für Kinder

176 Seiten, Paperback

ISBN 978-3-89403-457-3

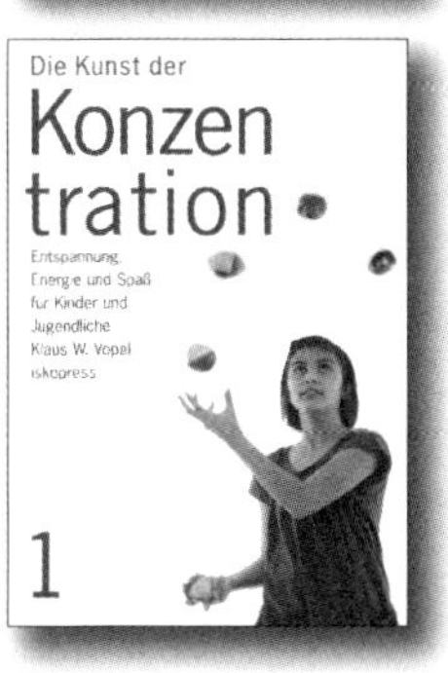

Klaus W. Vopel

Die Kunst der Konzentration 1+2

Entspannung, Energie und Spaß für Kinder und Jugendliche

Teil 1: 160 Seiten, Paperback

ISBN 978-3-89403-481-8

Teil 2: 160 Seiten, Paperback

ISBN 978-3-89403-482-5